AF199513

Corona Compendium #1
Wie ein Virus die Welt dominiert

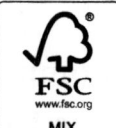

Carl C. Cornelius

Corona Compendium #1

Wie ein Virus die Welt dominiert

Books on Demand, Nordersted

Bibliografische Information der Deutschen Nationalbibliothek: Die Deutsche Nationalbibliothek verzeichnet diese Publikation in der Deutschen Nationalbibliografie; detaillierte bibliografische Daten sind im Internet über dnb.dnb.de abrufbar.

Wichtiger Hinweis

Der Autor ist gegenüber Fehlerberichten, Verbesserungsvorschlägen, Fragen und
Lob empfänglich. Inhaltliche Wünsche und Schwerpunkte für die Zukunft werden
gerne angenommen. Weiteres Info-Material kann angefordert werden.

Kontakt via email: ccc@netterchef.de

blog: https://coronacompendium.wordpress.com

Cornelius, Carl C.
Corona Compendium #1
Wie ein Virus die Welt dominiert
Kirchheimbolanden
Stand: 15. April 2020

Herstellung und Verlag:
BoD – Books on Demand, Norderstedt, 2020

ISBN 978-3-7519-1808-4

Dem gesamten weltweiten Medizinpersonal

insbesondere *Li Wenliang*

* 12. Oktober 1986 in Beizhen

† 7. Februar 2020 in Wuhan

Das weltweite Medizinpersonal kümmert sich aufopferungsvoll um erkrankte Menschen. Dabei werden viele selbst Opfer des Virus.

Vielen Dank für Euren Einsatz!

Li Wenliang
* 12. Oktober 1986
† 7. Februar 2020

Li warnte schon frühzeitig vor den Gefahren durch die damals unbekannte Coronavirusvariante SARS-CoV-2. Er wurde dafür von den chinesischen Behörden wegen Verbreitung von „Gerüchten" gemaßregelt. Li erkrankte später im Verlauf der COVID-19-Pandemie selbst an einer Lungenentzündung und starb im Alter von 33 Jahren an den Folgen dieser Infektion.

Prolog

Mein lieber Leser,

Ende Dezember 2019 las ich erstmalig von einer neuen Lungenkrankheit in China. Ähnlich der SARS-Pandemie. Anfang Januar 2020 wurde mir Wuhan zu einem Begriff. Eine Millionenstadt und ihre Provinz Hubei mit 57 Millionen Einwohnern wurden von heute auf morgen abgeriegelt. Unsere liberale Presse wunderte sich, was eine Diktatur wie China alles machen könne, um eine Epidemie zu verhindern. Es gab kaum 500 Fälle und keine 20 Toten. Die Maßnahmen wirkten auf den ersten Blick übertrieben.

Mein erster Irrtum.

Die Welt hat SARS relativ glimpflich überstanden. Die Schweinegrippe ging an uns vorbei – und jedes Jahr haben wir eine Grippesaison. Corona 2020 wird da nicht anders sein. Insbesondere, weil das Virus meist harmlos verläuft und ältere Menschen mit Vorerkrankungen betrifft.

Mein zweiter Irrtum.

Am 28. Januar 2020 gab es den ersten Infektionsfall in Bayern. Der Patient steckte Familienmitglieder und den einen oder anderen Kollegen an. Deutsche wurden aus Wuhan evakuiert und es gab vereinzelte Infizierte. Die Menschen wurden schnell gesund. Mitte Februar war die Lage unter Kontrolle.

Mein dritter Irrtum.

Mitte Februar bis Ende Februar stabilisierten sich die Zahlen in China bei 80.000 Infizierten und die Zahl der Toten bei 2.500-3.000. China hat die Lage unter Kontrolle. In Europa gab es zu diesem Zeitpunkt keine 50 Fälle. Der Spuk ist bald vorbei.

Mein vierter Irrtum.

Ab dem 20. Februar fing die Epidemie in Italien langsam an. Patient 0 war unbekannt. Teile Norditaliens wurde abgeriegelt. Ich war beruflich in Frankfurt unterwegs. Was wenn Deutschland von jetzt auf gleich Gebiete absperren würde und ich nicht raus käme?

Mein erstes ungutes Gefühl.

Im Lidl wollte ich eine Kleinigkeit einkaufen. Zwei junge Frauen standen vor mir an der Kasse. Mit zwei übervollen Einkaufswagen. Einkäufe für über 350 Euro. Ich fragte die eine, ob sie sich wegen Corona sorgte oder eine Party am Wochenende machen würde. Sie meinte es gäbe die Party wenn Corona da wäre.

Mein erster beobachteter Hamsterkauf.

Ich tröste sie noch: Keine Sorgen liebes Mädchen. So schlimm würde es nicht werden. Alles würde gut sein.

Mein fünfter Irrtum.

Anfang März gab es in Italien schon über 2.000 Fälle und 52 Tote. In Deutschland sind es auf einmal doch schon über 150 Fälle. China ist mittlerweile stabil, Chinas Nachbarländer sind kaum betroffen. Es wird nicht so schlimm werden.

Ein erstes mögliches Drama am Horizont doch noch ein bisschen Hoffnung.

Am 4. März waren Desinfektionsmittel nicht mehr zu haben, Klopapier war plötzlich ausverkauft. Dafür gab es leere Regale.

Meine ersten leeren Regale.

Von nun an ging es Schlag auf Schlag: Non-Food-Läden mussten schließen. Museen, Theater und Kinos wurden geschlossen, Messen, Sportveranstaltungen und Konzerte wurden abgesagt. Im Ausland wurden Zwangsquarantänen bei Einreise eingerichtet, Grenzen wurden geschlossen, Deutschland verhängte Aus- und Einreiseverbote. Das ganze ging in einem unvorstellbaren Tempo voran.

Meine ersten massiven Freiheitseinschränkungen.

Am 23. März kamen weitere Einschränkungen dazu: Kontaktverbote, Restaurants und Frisöre wurden geschlossen. Die Wirtschaft befand sich in einer Krise. Heute:

Mein Erstes Buch!

Inhaltsverzeichnis

1 Einleitung

Seit Silvester 2019 prägt die Welt ein alter Bekannter in neuem Gewand: Corona. Zunächst war Corona ein chinesisches Problem. Ab Mitte Februar 2020 wurde Corona unter seinem neuen Namen SARS-CoV-2 zunächst zu einer Herausforderung für Italien. Ab März war ganz Europa und somit auch Deutschland betroffen. Doch kein Land der Welt sollte Corona in absoluten Zahlen so hart treffen wie die USA. Dies zeichnete sich schon Mitte März ab.

SARS-CoV-2 steht für *„severe acute respiratory syndrome coronavirus 2"* das „Schweres akutes Atemwegssyndrom Coronavirus 2" – dem Nachfolger von damals SARS-CoV und heute SARS-CoV-1.

COVID-19 steht für *„oronavirus disease 2019"* die ‚Coronavirus-Krankheit 2019' – die durch SARS-CoV-2 ausgelöst wird und 2020 wütete.

„Corona" steht für Krankheit und Atemnot, für Epidemie und Pandemie, für zahlreiche Tote und eine Wirtschaftskrise unbekannten Ausmaßes. Wegen Corona wurden Grenzen geschlossene, Ausgangssperren verhängt. Corona führte zu Kreuzfahrtschiffen in Quarantäne, Hamsterkäufen, fehlendem Klopapier und nicht geschnittenen Haaren.

Zwei Worte voraus:

1. Die meisten mit Corona infizierten Menschen wären lieber gesund geblieben. Sicher dürfte kaum jemand andere Menschen mit dem Virus infizieren und gefährden wollen. Aus diesem Grund sollte auch niemand verurteilt werden, der erkrankt ist und am Ende Menschen aus Versehen angesteckt hat. Seine Ansteckung ist schicksalhaft passiert – niemand hat sich dies ausgesucht. Was Erkrankte am wenigsten brauchen, sind Schuldvorwürfe sondern unsere Solidarität, Hilfe und Unterstützung.

2. Eine Ansteckung mit dem Virus ist kein Todesurteil. Es gibt einfache und effektive Möglichkeiten, sich vor einer Infektion zu schützen. Allein die Wahrscheinlichkeit, sich anzustecken ist bereits sehr gering. Im Falle einer Infektion, ist Panik wie so oft kein guter Ratgeber. Die meisten Menschen durchstehen die Krankheit problemlos. Ein geringer Teil der Infizierten wird überhaupt positiv auf das Virus getestet. Ein Bruchteil der bestätigt Infizierten kommt überhaupt ins Krankenhaus und nur wenige von ihnen kommen auf die Intensivstation. Selbst Menschen über 90 Jahren oder sogar über 100 Jahren überleben die Infektion und auch den Aufenthalt auf der Intensivstation. Das bedeutet nicht, dass das Virus harmlos ist, nur: Wir haben es in unseren Händen und im Notfall ein hervorragendes Gesundheitssystem. 99,975% der Menschen in Deutschland werden im Jahr 2020 nicht an Corona-Infektion sterben.

Dieses erste Corona-Compendium beschäftigt sich kompakt mit den vielen Facetten und Auswirkungen der Epidemie. Zu Beginn beantwortet es die wichtigsten Fragen rund um das Virus. Es folgt eine Übersicht über die wichtigsten Experten und Akteure rund um Corona. Rudimentär wird die Mathematik hinter der Ausbreitung in einfachen Worten vermittelt, garniert mit Tabellen und Grafiken, um eine Brücke zwischen der Mathematik und der Epidemie zu bauen. Ein ausführliches Kapitel widmet sich den Möglichkeiten, die Ausbreitung des Virus einzuschränken. Das Buch beschreibt die gesundheitlichen Auswirkungen mehrerer stark betroffener Länder, die Folgen für die Gesellschaft und weitere Effekte beispielsweise auf kultureller Bereiche. Das Compendium widmet sich auch den Kritikern der politischen Maßnahmen und erörtert ihre Argumente. Dabei werden berechtigte Kritik und die wichtigsten Verschwörungstheorien klar differenziert.

Das Buch beschreibt zudem falsche und richtige Prognosen und zeigt mögliche Auswege aus der Krise auf, in Verbindung mit den moralischen Konflikten. Abgerundet wird der Band durch einen kompakten Glossar und umfangreiche Verzeichnisse.

Dieses Buch ist für jeden neugierigen Leser geeignet, der sich in das spannende Thema „Corona" einlesen möchte und dafür einen ersten Überblick in verständlicher Sprache sucht. Es handelt sich um ein einmaliges Werk zu Beginn dieser faszinierend-beängstigenden Corona-Epoche.

1.1 Begriffe

Wenn im Buch von „Infizierten Personen" die Rede ist – so sind damit im Allgemeinen „bestätigt infizierte Personen" gemeint.

Wenn vom Corona-Virus in diesem Buch die Rede ist, dann ist damit im Allgemeinen „SARS-CoV-2" gemeint.

Der Ausdruck 100+ bedeutet 100 und mehr bzw. mindestens 100.

Der RKI-Präsident betonte aber, dass nach aktuellem Stand die Hälfte der Infizierten tatsächlich auch an der Krankheit COVID-19 erkrankt. „Die anderen Hälfte sehen wir gar nicht." Daraus folgt, dass ein Corona-Infizierter nicht synonym ist zu COVID-19-Erkrankten.

1.2 Annahmen

In diesem Buch wird angenommen, dass die Dunkelziffer Infizierter bei Faktor sieben liegt. (Siehe 2.2.8 Wie hoch ist die Dunkelziffer an Infizierten?)

Wenn Zahlen Infizierter genannt werden, so handelt es sich um kumulierte (aufsummierte) Werte sofern nichts anderes angegeben wurde.

Wenn bei einem Datum die Jahreszahl fehlt, so ist das Jahr 2020 gemeint, sofern sich aus dem Kontext nichts anderes ergibt.

2 Die wichtigsten Fragen

Das neuartige Corona-Virus verunsichert die Menschen. Dieses Kapitel gibt Antworten auf die meisten kursierenden Fragen. Einige Informationen in diesem Kapitel sind redundant, das heißt gleiche Informationen werden in verschiedenen Fragen erwähnt. Dies ist notwendig, weil die Fragen als abgeschlossene Einheit betrachtet werden.

2.1 Viruseigenschaften

2.1.1 Welches sind die wichtigsten Kennzahlen zu COVID-19?

Wichtigsten Kennzahlen zu COVID-19

Parameter	Wert
Haupt-Übertragungsweg	Tröpfchen-Infektion
Altersmedian (Deutschland)	47 Jahre
Basisreproduktionszahl R0	2–3,3 (ohne Maßnahmen)
Inkubationszeit (Mittel, Spannweite)	5–6 Tage (1–14 Tage)
Dauer des Krankenhausaufenthaltes (China)	im Mittel mindestens 10 Tage
Anteil der Hospitalisierten mit Beatmung	2–25 %
Symptome (Deutschland)	Husten 55% Fieber 39% Schnupfen 28% Halsschmerzen 23% Atemnot 3 %

Stand 18.03.2020 – Robert-Koch-Institut [1]

2.1.2 Wie gefährlich ist SARS-CoV-2?

SARS-CoV-2 gehört zur Familie der Corona-Viren. In Deutschland existieren vier endemisch Corona-Viren, die grippale Infekte auslösen. Normalerweise sind diese relativ ungefährlich. Für ältere Menschen und Menschen mit Vorerkrankungen können insbesondere SARS-CoV-1 und SARS-CoV-2 gefährlich werden. Für mindestens 80% der SARS-CoV-2-Infizierten gehen keine Gefahren aus, auch wenn vereinzelt von bleibenden Schäden berichtet wird. Typische unangenehme Symptome bei schwereren Verläufen sind starke Atemnot oder beidseitige Lungenentzündungen.

Die Gefährlichkeit der Krankheit hängt hauptsächlich von den beiden Faktoren Alter und Vorerkrankungen ab. Verschiedene Vorerkrankungen wie z.B. Herzkreislauferkrankungen, Diabetes, Erkrankungen des Atmungssystems, der Leber und der Niere sowie Krebserkrankungen scheinen unabhängig vom Alter das Risiko für einen schweren Krankheitsverlauf zu erhöhen. Bei Vorliegen beider Faktoren ist das Risiko für einen

---

1   https://www.rki.de/DE/Content/InfAZ/N/Neuartiges_Coronavirus/Steckbrief.html

schweren Krankheitsverlauf deutlich höher als Vorliegen nur eines Faktors.[2] Parallelinfektionen mit anderen Viren, wie zum Beispiel Influenza, erhöhen das Risiko noch mal beachtlich.

2.1.3 Wie tödlich ist das Virus?

Solange der Erreger im Mund-Rachen-Raum bleibt ist er relativ ungefährlich und verschwindet nach wenigen Tagen. Wenn das Virus in die Lungen gelangt (Wie auch SARS-CoV-1) wird es gefährlich. Der Körper reagiert dann mit einer Lungenentzündung mit Schwierigkeiten beim Atmen und Luftnot. Die Lungenentzündung kann von selber abheilen, kann aber auch dazu führen, dass eine künstlich Beatmung notwendig wird. Es wird aktuelle angenommen, dass etwa 5% der bestätigten Corona-Infizierten beatmet werden müssen. Sehr gefährlich wird die Krankheit bei beidseitigen Lungenentzündungen und wenn sich Wasser in der Lunge bildet. Dies geschieht typischerweise schleichend, so dass der Patient zunächst nicht viel von der Entzündung mitbekommt.

Die augenscheinliche Mortalität und Letalität schwankt von Land zu Land, von Kreis zu Kreis. Am 24.03.2020 gab es in Deutschland 159 Todesfälle von 32.991 Infizierten (0,481%), Baden-Baden dagegen hatte einen Toten bei 37 Infizierten (2,7%). In Italien gab es 6.820 Tote bei 69.176 bestätigten Infizierten. (9,86%). Die Werte der kumulierten Infizierten enthalten auch die Verstorbenen und die wieder Genesenen. Während des Verlaufs dürfen nicht die kumulierten bestätigt Infizierten ins Verhältnis zu den Toten desselben Tages gesetzt werden. Tatsächlich ist es so, dass sich die Verstorbenen etwa 10 bis 20 Tagen (Im Schnitt 14 Tage) vorher infiziert haben. Daher muss der Wert der Infizierten von vor 14 Tagen ins Verhältnis zum Wert der Verstorbenen gesetzt werden. Wenn da nicht noch die Dunkelziffer wäre. Diese ist aktuell nicht bekannt wird aber mit einem Faktor 7-11 angenommen. Die Zahl der Infizierten und Verstorbenen kann erst dann sinnvoll ins Verhältnis gesetzt werden, wenn die Zahl der Großteil der Infizierten genesen oder verstorben ist und etwa 14 Tage vergangen sind. Die Letalität wurde im März mit 1,6% geschätzt. Eine Studie aus Hongkong vom 25. März kommt auf den Wert 1,4%.

Menschen, die älter als 60 Jahre alt sind, würden demzufolge etwa fünfmal so häufig in Folge einer Coronavirus-Infektion sterben wie jüngere Menschen zwischen 30 und 59 Jahren. Generell steige das Sterberisiko zwischen dem 30. und dem 60. Lebensjahr pro Jahr um vier Prozent an.[3]

Italien und andere Länder zählen alle positiv am Virus Getesteten, die in der Folge sterben, als COVID-19-Tote. Auch wenn die finale Ursache für den Tod einen anderen Grund gehabt haben könnte.

---

2   23.03.2020 Informationen und Hilfestellungen für Personen mit einem höheren Risiko für einen schwerenCOVID-19-Krankheitsverlauf
(https://www.rki.de/DE/Content/InfAZ/N/Neuartiges_Coronavirus/Risikogruppen.html)
3   25.03.2020 Forscherteam berechnet niedrigere Sterberate – aber nicht für alle Gruppen
(https://www.focus.de/gesundheit/news/widerspricht-who-angaben-forscherteam-berechnet-niedrigere-sterberate-aber-nicht-fuer-alle-gruppen_id_11809402.html)

In Deutschland war die Letalität zwischen Getesteten und Verstorbenen bis März relativ gesehen sehr gering. Die ersten Menschen starben erst, als sich über 1.000 Infiziert haben.

In Wuhan, dem Elsass, New York, Madrid und Norditalien waren die Zahlen auch deswegen so hoch, weil die Krankenhäuser restlos überfordert waren und weil auch viel medizinisches Personal angesteckt war. Die Zahl der Beatmungs-plätze reichte nicht aus, so dass Mediziner auswählen mussten, wen sie beatmen. Teilweise wurden auch Menschen von den Beatmungsgeräten wegen anderen mit besserer Prognose abgeklemmt. Teilweise wurden Menschen über 70, 75 oder 80 gar nicht mehr erst beatmet.

Die Sterblichkeit hängt stark vom Alter ab. Die Sterblichkeit der registrierten In-fizierten nach Alter lautet:

Alter	China	Italien	Südkorea
0–9 Jahre	0 %	0 %	0 %
10–19 Jahre	0,2 %	0 %	0 %
20–29 Jahre	0,2 %	0 %	0 %
30–39 Jahre	0,2 %	0 %	0,1 %
40–49 Jahre	0,4 %	0,1 %	0,1 %
50–59 Jahre	1,3 %	0,2 %	0,5 %
60–69 Jahre	3,6 %	2,5 %	1,8 %
70–79 Jahre	8 %	6,4 %	7 %
über 80 Jahre	14,8 %	13,2 %	18,6 %

In Italien sterben 2 von 1.000 bestätigt an Corona Infizierten im Alter zwischen 50 und 59 Jahren. Gerade in Italien gab es nach kurzer Zeit Engpässe an Intensiv-stationen. Wegen der Triage wurden eher jüngere Menschen beatmet und solche mit besserer Überlebenschance. Teilweise wurden Menschen mit schlechteren Überlebenschancen angelegte Beatmungsgeräte abgenommen.

Zudem sind auch Patienten besonders gefährdet mit mehreren Vorerkrankun-gen, insbesondere bei Lungenproblemen, aber auch bei Diabetes, Bluthochdruck, Herzproblemen oder Übergewicht.

Sehr tödlich ist COVID-19 wenn noch eine Influenza-Infektion dazukommt. Ab April sinken natürlicherweise die Grippe-Infizierten, so dass dieses Risiko verrin-gert wird.

2.1.4 Welche sind die Unterschiede zwischen COVID-19, Influenza und einem grippalen Infekt?

Die Symptome zwischen Influenza und COVID-19 sind arg ähnlich insbesondere Fieber und trockener Reizhusten. Eine laufende Nase ist eher ein Symptom für einen grippalen Infekt (Erkältung, Schnupfen).

Am Anfang der Epidemie wurde abgefragt, ob die betroffene Person aus einem Risikogebiet wie China kam oder Kontakt zu COVID-19-Patienten hatte. Wenn dies nicht der Fall war, war eine saisonale Grippe wahrscheinlicher.

Mit dem Frühling werden die Fallzahlen für Influenza und grippale Infekte zurückgehen.

Da das Virus nicht immer Symptome verursacht ist eine Selbsteinschätzung schwierig.

Symptom	COVID-19	Influenza	Grippaler Infekt
Atemwegserkrankung	JA	JA	JA
Inkubationszeit zwischen Ansteckung und Ausbildung erster Symptome	2-14 Tage	1-2 Tage	
Ansteckungsrate pro Infiziertem	2-2,5	niedriger	
Symptom-Beginn	Graduell	abrupt	graduell
Atembeschwerden	häufig	häufig	selten
Kurzatmigkeit	manchmal	nein	nein
Durchfall	manchmal	selten bis manchmal	selten
Fieber	häufig	häufig	selten
Niesen	nein	nein	selten
Gliederschmerzen	manchmal	häufig	selten
Halsschmerzen	manchmal	manchmal	häufig
Husten	häufig trocken	häufig trocken	wenig
Kopfschmerzen	manchmal	häufig	selten
Müdigkeit	manchmal	häufig	manchmal
Verstopfte Nase	manchmal	manchmal	häufig
Schnupfen	selten	manchmal	häuig
Übertragung durch Tröpfchen (beim Sprechen/Husten)	JA	JA	JA
symptomlos oder mild	JA	JA	JA
schwere Symptome	JA	JA	eher Nein
kann tödlich sein	JA	JA	eher Nein
schwere bis lebensbedrohliche Verläufe (z. B. mit künstlicher Beatmung)	etwas häufiger	seltener	fast nie

Symptom	COVID-19	Influenza	Grippaler Infekt
Risikogruppe Kinder	Nein	Ja	Nein
Risikogruppe Schwangere	Nein	Ja	Nein
Risikogruppe ältere Menschen	Ja	Ja	Nein
Risikogruppe chronisch Kranke	Ja	Ja	Nein
Risikogruppe Menschen mit geschwächtem Immunsystem	Ja	Ja	Nein
Impfung	Nein	Bedingt	Nein
Antivirale Medikamente	Nein	Bedingt	Nein

Quelle hr1[4]

2.2 Infektion

2.2.1 Welches sind die Infektionswege?

Die wichtigsten Wege der Ansteckung sind:

- Tröpfcheninfektion
  - Dies geschieht hauptsächlich durch Anspucken, Anhusten aber auch durch normale (mehrminütige) Gespräche. Daher ist der Abstand von 1,5 bis 2 Meter so wichtig. Eine Atemschutzmaske kann zudem Gesunde durchaus vor Ansteckung schützen. Jedoch dienen normale OP-Masken eher dem Schutz Nicht-Angesteckter. Die Infektion kann natürlich auch durch Küssen oder die Benutzung gemeinsamen Bestecks beim Essen geschehen.
  - Die Infektion kann auch über die Schleimhäute der Augen geschehen. Die Tränenflüssigkeit ist Virusträger und somit hoch ansteckend.[5]
- Schmierinfektion
  - Das bedeutet Anfassen kontaminierter Oberflächen (Auch die Hände anderer Menschen) und daraufhin die Berührung von Augen, Nase oder Mund.
  - Das Virus kann sich demnach auch über die Augenschleimhaut im Körper festsetzen.

Wichtig ist in diesem Zusammenhang der Eintritt der Viren in den menschlichen Körper. Dies geschieht nicht nur über den den Mund und die Nase sondern kann auch über die Augenschleimhaut geschehen. Daher sind Atemschutzmasken nur bedingt schützend. Ein Augenschutz wäre zusätzlich notwendig.

2.2.2 Wie viele Viren werden für eine Infektion benötigt?

Zunächst einmal würde ein Virus reichen. Tatsächlich ist es so, dass sehr viele Viren gar nicht infektiös sind, weil die Viren wegen Mutationen eben nicht alle gleich sind. Eine Durchschnittszahl auf den Schleimhäuten wird benötigt, eine gewisse Konzentration an Viren wird für eine Ansteckung benötigt. Die Höhe hängt

---

4 19.03.20 Symptome richtig einordnen Corona, Erkältung oder Grippe? Das sind die Unterschiede (https://www.hr1.de/programm/besser-leben/unterschiede-zwischen-corona-grippe-erkaeltung,symptome-corona-grippe-erkaeltung100.html)
5 Corona - der Virus und die Augen (https://www.gesundheitsoptik.ch/de/news-detailseite/corona-der-virus-und-die-augen)

von dem Zustand des eigenen Immunsystems, dem Speichelfluss aber auch von weiteren Faktoren ab.

2.2.3 Wie lange ist ein Erkrankter infektiös?

Patienten, die wegen COVID-19 in einer Klinik behandelt werden, haben zu Beginn der Erkrankung die höchste Viruskonzentration in Rachensekreten. Schwer erkrankte Patienten können laut einer Studie in Lancet Infectious Diseases (2020; DOI: 10.1016/S1473-3099(20)30196-1) länger als 20 Tage infektiös bleiben, obwohl es nach etwa 10 Tagen zur Bildung von Antikörpern kommt, die später eine erneute Infektion verhindern dürften.[6]

2.2.4 Sind Infizierte ohne Symptome Infektiös?

Die Inkubationszeit nach einer Infektion mit SARS-CoV-2 dauert im Schnitt 5-6 Tage. Im Gegensatz zu SARS-CoV-1 ist ein Infizierter etwa einen halben Tag (bis 2,5 Tage) vor dem Auftreten der ersten Symptome bereits infektiös. Der höchste Konzentration der Viren ist vermutlich bereits einen halben Tag vor den ersten Symptomen erreicht und nimmt dann - bei nicht überforderten Immunsystem - ab.

2.2.5 Wie ansteckend ist das Virus?

Das neue Coronavirus ist hochansteckend. Es wird davon ausgegangen, dass ein Infizierter 2,5 bis 3,5 andere Menschen infiziert.

Im Gegensatz zu SARS-CoV-1 repliziert sich das SARS-CoV-2 bereits im Mund-Rachen-Raum. Während CoV-1 erst in die Lungen vordringen musste, um sich zu vermehren, schafft es CoV-2 auf deutlich kürzerem Weg im Mund-Rachen-Raum. Somit ist die Strecke von Mensch zu Mensch deutlich geringer und das Virus viel ansteckender als SARS-CoV1. Jedoch sind die Übertragungswege bekannt. Abstand und Atemschutzmasken können die Infektion wirksam verhindern.

2.2.6 Wie wirken sich höhere Temperaturen auf das Virus aus?

Die typische Influenza- und Schnupfen-Zeit ist der Winter ist. Wie das für COVID-19 sein wird lässt sich seriös im März 2020 nicht vorhersagen. Jedoch sieht im Kampf gegen das Corona-Virus in Deutschland der Virologe Alexander Kekulé das Wetter als Verbündeten und derzeit größte Chance an, das Virus zu bremsen. Er spricht davon, dass der Sommer das Virus (SARS-CoV-2) aufhalten könnten.[7]

Sowohl Italien als auch Spanien oder der Iran haben im März schon höhere frühlingshafte Temperaturen um die 15 Grad und mehr. Trotzdem stiegen die Zah-

---

6   SARS-CoV-2: Viruskonzentration im Rachen bei Klinikaufnahme am höchsten
    (https://www.aerzteblatt.de/nachrichten/111305/SARS-CoV-2-Viruskonzentration-im-Rachen-bei-Klinikaufnahme-am-hoechsten)
7   Quelle: Wetter Coronavirus in Deutschland: Sommer ist der „beste Verbündete" gegen
    SARS-CoV-2 - 24.03.20 13:30 (https://www.op-online.de/wetter/wetter-deutschland-coronavirus-SARS-CoV-2-sommer-aufhalten-zr-13568593.html)

len der Infizierten enorm. Demnach reichen diese Temperaturen definitiv noch nicht aus, um die Ausbreitung zu reduzieren.

Das Influenzavirus hat bei höherer Luftfeuchtigkeit eine kürzere Halbwertszeit. Bei höheren Temperaturen ist es nach kürzerer Zeit inaktiv. Bei 34 Grad ist es weniger als fünf Minuten kontakt-infektiös .

Menschen verhalten sich im Sommer anders als im Winter. Menschen halten automatisch im Sommer draußen mehr Abstand. Die trockene Heizungsluft in Gebäuden gibt es im Sommer nicht. Die verstärkte UV-Strahlung macht die Viren anfälliger und die Sonne unser Immunsystem im Gegenzug stärker. In Südamerika, in Afrika südlich des Äquators und in Australien gab es Ende März 2020 deutlich weniger Fälle als in China, Asien, Europa oder den USA. Dies kann jedoch aber auch damit zusammenhängen, dass das Virus dort erst viel später aufgetreten ist. Australien hatte ebenso wie Deutschland zwei Ausbrüche. Die erste verlief mit 15 Fällen harmlos. Der zweite Ausbruch überschritt am 10. März 100 Fälle. Am 28.03.2020 waren es dann doch über 3.640. Die Zahl der Toten in Australien betrug 14. Zum selben Zeitpunkt waren es in Brasilien auch um die 3.500 (90+ Tote), in Chile 1.300, in Südafrika 925, in Peru, Argentinien und Mexiko um die 700. Die Zahl der Toten in diesen Ländern sind noch überschaubar.

2.2.7 Ist das Virus für junge Menschen und/oder gesunde Menschen ungefährlich?

Die gute Nachricht lautet: Es gibt kaum Todesfälle von Menschen unter 20.

Dennoch gibt es zwei Punkte zu beachten.

Wenn sich ein 14 jähriger das Bein beim Skateboard-Fahren bricht oder einen Blinddarmdurchbruch hat oder in einem Autounfall schwer verletzt wird und ins Krankenhaus muss. Wenn das Gesundheitssystem überfordert ist, werden ja keine Kapazitäten für diese Alltagsfälle freigehalten. Diese müssen sich zusammen mit den COVID-19-Patienen die knappen Ressourcen teilen. Somit kann es indirekt dazu führen, dass Jugendliche und Kinder Opfer der COVID-19-Pandemie werden.

Inzwischen wurden aus mehreren Ländern einzelne Todesfälle durch COVID-19 bei jungen Menschen gemeldet, darunter den USA, Italien, Spanien und Südkorea. Dass junge Menschen mit COVID-19 auf Intensivstationen landen können, bestätigt auch Chefarzt Clemens Wendtner von der Klinik für Infektiologie in der München Klinik Schwabing. Seine jüngsten COVID-19-Patienten waren Anfang 20 Jahre alt.[8]

Somit sind jüngere Menschen generell auch gefährdet, eine schweren Verlauf zu nehmen oder an der Krankheit zu sterben. Inwieweit hier weitere Faktoren ne-

---

8   COVID-19Auch junge Menschen erkranken durch das Coronavirus schwer
    (https://www.deutschlandfunk.de/COVID-19-auch-junge-menschen-erkranken-durch-
    das.2850.de.html?drn:news_id=1113513)

ben dem Virus wie Vorerkrankungen, Mehrfachinfektionen, Rauchen, Alkohol oder Drogenkonsum eine Rolle spielen ist nicht bekannt.

Siehe auch 3.3.6 Jüngere Menschen, die vor dem 21. Lebensjahr an COVID-19 starben, 3.3.5 Gesunde Menschen ohne Vorerkrankungen, die an COVID-19 starben und 3.3.4 Verstorbene unter 60 Jahren.

Am 31.03.2020 um 0:00 Uhr waren laut RKI 583 im Zusammenhang von COVID-19 Personen verstorben, im Durchschnitt waren die Personen 80 Jahre alt. 87% der Verstorbenen waren 70 Jahre und älter. Die jüngste verstorbene Person zu diesem Zeitpunkt in Deutschland war 28 Jahre alt. Sie hatte Vorerkrankungen. Das Risiko schwer zu erkranken steigt mit zunehmenden Alter und Vorhandensein von Vorerkrankungen. Jünger als 60 waren in diesem Fall 31 Personen davon 26 Männer und 5 Frauen. Zwischen 60 und 69 waren es 44 Personen, 32 Männer und 12 Frauen. Zwischen 70 und 79 waren es 130 Personen, darunter 102 Männer und 28 Frauen.[9] Eine 12 jährige ist in Belgien an COVID-19 gestorben.

Forscher vermuten, dass Kinder und Jugendliche weitaus besser auf den Erstkontakt mit neuartigen Erregern eingestellt sind als Erwachsene. Während das Immunsystem schnell und effektiv reagiert, kommt es bei Erwachsenen eher zu einem Überschießen des Immunsystems. Das kann dem Körper große Schäden zufügen.[10]

2.2.8 Wie hoch ist die Dunkelziffer an Infizierten?

Es gibt viele Patienten, die sehr milde oder gar keine Symptome haben. Diese Zahlen können aktuell nur geschätzt werden. Sobald ein Antikörpertest besteht, können repräsentative Gemeinden in Deutschland getestet werden. Damit können Rückschlüsse auf die Gesamtbevölkerung erfolgen.

Das RKI plant in der Tat die Dunkelziffer empirisch zu ermitteln.[11]

In Deutschland wird geschätzt, dass es auf einen bekannt Infizierten vier bis Elf Unbekannt-Infizierte gibt. Nordrhein-Westfalens Ministerpräsident Armin Laschet geht von einer hohen Dunkelziffer aus. Ihm zufolge rechnen Mediziner damit, dass die Zahl der Menschen, die das Coronavirus ohne Symptome hätten, sieben- bis zehnmal höher liege als die offizielle Zahl.

Volkart Wildermuth misst der Dunkelziffer eine große Bedeutung für die Prognosen bei. Er teilt die Menschen, die sich zwar infiziert haben, aber noch nicht in der Statistik auftauchen, in drei Kategorien ein: Personen die positiv getestet wurden, aber noch nicht offiziell dokumentiert sind. Menschen, die „systematisch übersehen werden". Und die, die erst mit Zeitverzug bemerken, dass sie sich infiziert

---

9   Pressekonferenz RKI – 31.03.2020 7. Minute (https://www.youtube.com/watch?v=BWYgKlBOrWU)
10   28. März 2020 - COVID-19:Warum Kindern das Virus weniger stark zusetzt
     (https://www.sueddeutsche.de/gesundheit/coronavirus-kinder-1.4859225)
11   RKI will Dunkelziffer der Coronavirus-Infektionen durch Studien ermitteln
     (https://www.deutschlandfunk.de/COVID-19-rki-will-dunkelziffer-der-coronavirus-
     infektionen.2850.de.html?drn=news_id=1114345)

haben.[12] Dieses Buch unterstellt pragmatisch, dass sich dieser Faktor mindestens um sieben bewegt.

2.3 Schutz

2.3.1 Welche Schutzmaßnahmen werden empfohlen?

In den Medien laufen seit März die wichtigsten Verhaltensweisen rauf und runter. Auch wenn die meisten Leser dies wohl längst verinnerlicht haben, hier noch einmal die wichtigsten Empfehlungen:

- Nicht die Hand zur Begrüßung oder zum Abschied geben, nicht umarmen, keine Begrüßungs-Küsschen
  - Lieber Hand heben, Kopf beugen, Hand an die eigene Brust legen oder Winken
- Abstand halten
  - Mit einem Abstand von einem Meter bis 1,50 verringert sich das Ansteckungsrisiko um 99%. Noch besser sind 2,00 Meter Abstand. Mehr wird nicht als notwendig beachtet.
- Hände waschen
  - 20 Sekunden Händewaschen mit Seife wäscht die Viren von den Händen. Kaltes oder Warmes Wasser spielt dabei keine große Rolle. Nichtsdestotrotz ist Wärme beim Waschen von Schmutz immer effizienter.
- Nicht in die Hand niesen und husten.
  - Zum Schutz anderer ist das Niesen und Husten in die Hand ein Tabu. Stattdessen sollte dies in ein Taschentuch geschehen und dieses entsorgt werden. Alternativ dazu kann in die Armbeuge genießt und gehustet werden.
- Augen, Mund, Nase nicht anfassen
  - Leider ist es reflexartig, dass wir Menschen uns ständig ins Gesicht fassen. Die Übertragung geschieht dabei wenn sich Viren an den Fingern befinden und diese dann mit den Augen, dem Mund oder der Nase in Kontakt geraten.
  - Man kann sich angewöhnen, sich mit der Rückseite der Hand ins Gesicht zu fassen. Dann dürfen aber Knöpfe wie im Aufzug oder an der Ampel eben nicht mit der Rückseite der Hand erfolgen.
- Einmal-Handschuhe tragen
  - Einmal-Handschuhe verhindern zunächst den Kontakt der Finger mit dem Virus . Mit Handschuhen fasst man sich zudem weniger gerne ins Gesicht.
- Körperliche Nähe meiden
  - Es geht dabei nicht um Soziale Distanz, sondern um räumlichen Abstand.
  - Je weniger körperlicher Kontakt zu anderen Personen besteht, desto geringer die Ausbreitung des Virus.

2.3.2 Sind Desinfektionsmittel notwendig?

Im privatem Umfeld sind, solange keine besonderen Infektionsrisiken vorliegen, keine Desinfektionsmaßnahmen notwendig. Dies gilt allerdings nicht für stark vorerkrankte Menschen oder Personen mit geschwächtem Immunsystem. Ohnehin gibt es momentan eine Knappheit an Desinfektionsmitteln, welche außerdem pri-

---

12 28.03.2020 COVID-19Wie hoch die Dunkelziffer bei den Coronavirus-Infektionen ist (https://www.deutschlandfunk.de/COVID-19-wie-hoch-die-dunkelziffer-bei-den-coronavirus.1939.de.html?drn:news_id=1114974)

mär medizinischem Personal zukommen sollten. Beim Einkauf ist es - sofern dort entsprechende Tücher bzw. Desinfektionsmittel bereitliegen - sicherlich nicht verkehrt den Einkaufswagen mit einem Tuch zu desinfizieren.

2.3.3 Kann mich eine Atemmaske vor einer Infektion schützen?

Jein. Es gibt die besseren Atemschutzmasken FFP2 und FFP3. Diese helfen tatsächlich vor einer Infektion. Sie schützen den Träger aber nicht die Mitmenschen, weil die ausgeatmete Luft nicht gefiltert wird. OP-Gesichtsmasken und ähnliche Tücher vor dem Mund helfen dagegen andere zu schützen, verringern jedoch das eigene Risiko nur teilweise.[13]

Masken vermitteln unter Umständen ein falsches Sicherheitsgefühl, das heißt andere Hygienemaßnahmen könnten weniger streng gehandhabt werden. Ab Anfang April 2020 gab es zunehmende Forderungen Atemmasken zu tragen.

2.3.4 Gibt es auch Menschen, die gar nicht an COVID-19 erkranken können?

Die Genetik eines Menschen ist einer der Faktoren, ob und wie schwer jemand am Virus erkrankt. Fehlen die für das Virus erforderlichen Rezeptoren, ist der Betroffene gegen die Infektion resistent. Es ist davon auszugehen, dass ein Teil der Bevölkerung durch diesen genetischen Vorteil oder durch ein sehr fittes Immunsystem überhaupt sich gar nicht infizieren können oder nicht an COVID-19 erkranken. Der Anteil resistenter Menschen war zu Beginn dieser Epidemie nicht bekannt.[14]

2.4 Krankheit

2.4.1 Welche Symptome gibt es?

Laut Angaben des Robert-Koch-Instituts (RKI) sind typische Symptome für Corona demzufolge: Atembeschwerden, Fieber, trockener Husten und Müdigkeit. Bei einer Corona-Infektion können auch Geruchs- und Geschmackssinn betroffen sein. Dies jedoch eher gegen Ende der Infektion. Nur ein Test kann jedoch ein verlässliches Ergebnis anzeigen. Eine finale Abklärung kann somit nur ein Arzt abgeben.

Nach aktuellen Informationen des RKI kann der Krankheitsverlauf bei Corona aber auch völlig unspezifisch sein. In den meisten Fällen verlaufe eine Infektion mit dem SARS-CoV-2-Virus aber eher mild. Fieber, Husten und leichter Schnupfen können erste Anzeichen sein, müssen es aber nicht. Auch Halsschmerzen, Kurzatmigkeit, Muskel- und Gelenkschmerzen, Durchfall und mitunter sogar wie erwähnt einen mehrtägigen Verlust des Geruchs- und Geschmackssinns sind möglich.

---

13 Coronavirus-Mundschutz: Ist selbst machen sinnvoll? (https://www.br.de/nachrichten/wissen/coronavirus-mundschutz-ist-selbst-machen-sinnvoll,Ru9X1n1)
14 Spitzen-Forscher finden 5 Faktoren: Was den Verlauf von Covid-19 bestimmt (https://www.focus.de/gesundheit/news/keine-individuelle-prognose-moeglich-viruslast-genetik-inkubation-diese-5-faktoren-entscheiden-ueber-verlauf-von-covid-19_id_11878934.html)

Laut Aussagen von infizierten Patienten fühle man sich so, als bekäme man eine Grippe, die nicht so richtig ausbrechen wolle. [15] Patienten im kritischen Zustand erklärten, die Krankheit fühle sich wie Ertrinken an.

2.4.2 Wie ist der Krankheitsverlauf?

Es gibt mehrere vielfältige Krankheitsverläufe aber auch symptomlose Verläufe. Auf der Diamond Princess hatte die Hälfte der Infizierten keine Symptome. Bei 80% der registrieren Infizierten verläuft die Krankheit mit milden Symptomen wie trockenem Husten, Fieber oder einer leichten Lungenentzündung. Bei 20% verläuft die Krankheit schwerer und bei einem Viertel davon ist eine intensivmedizinische Betreuung notwendig. Dies gilt somit für 5% aller bestätigten Infizierter. Schwere Verläufe führen zu beidseitigen Lungenentzündungen, teilweise zum Es ist unklar und somit zum Tod.

Bei einem leichten Krankheitsverlauf klingen die Symptome, sofern es welche gibt, typischerweise innerhalb von 14 Tage ab. Einen milden Verlauf haben vor allem Menschen unter 65 Jahren.

Erkrankte berichten, dass sie wegen hohem Fieber oder Schmerzen nicht schlafen konnten. Schlafmangel ist für die Heilung jedoch kontraproduktiv. Gegen Ende der Krankheit haben manche Patienten auch einen zeitweisen Verlust von Geruchs- und Geschmackssinn.

Ärzte aus Hongkong berichten, dass einige Patienten trotz eines scheinbar milden Krankheitsverlaufs, schwere und dauerhafte Lungenschäden, sogenannte Lungenfibrosen, erlitten. Es ist unklar, ob es sich um Einzelfälle handelt oder ob es häufiger zu diesen Langzeitschäden kommt. Bei ähnlichen Vernarbungen des Lungengewebes wurde bei anderen Krankheiten eine Besserung nach einem Jahr beobachtet.

Bei schwereren Verläufen sind die Symptome anfangs auch mild. Nach etwa 5-10 Tagen verschlimmert sich die Situation, und es kommt zu Atemnot. Die Frequenz der Atemzüge verdoppelt sich, und die Konzentration von Sauerstoff im Blut sinkt unter den kritischen Wert. Wenn sich eine Lungenentzündung entwickelt muss der Patient ins Krankenhaus. Bei schweren Verläufen dauert es drei bis sechs Wochen, bis die Erkrankten wieder genesen.

Bei kritischen Verläufen benötigt der Patient intensivmedizinische Versorgung. Diese Menschen werden maschinell beatmet. Teilweise werden sie auch ins künstliche Koma versetzt. Bei rechtzeitiger intensivmedizinischer Behandlung erholen sich mehr als die Hälfte der Erkrankten innerhalb von wenigen Wochen.

Eine SARS-CoV-2-Infektion verursacht im schlimmsten Fall eine Blutvergiftung (Sepsis). Betroffene leiden dann anfangs unter Verwirrtheit, schneller und schwerer

---

15 19.03.20 Symptome richtig einordnen Corona, Erkältung oder Grippe? Das sind die Unterschiede (https://www.hr1.de/programm/besser-leben/unterschiede-zwischen-corona-grippe-erkaeltung,symptome-corona-grippe-erkaeltung100.html)

Atmung, Todesangst sowie einem rapide sinkenden Blutdruck und Herzrasen. Wenn Patienten feststellen, dass sie sich noch nie so krank gefühlt haben, müssen die Ärzte umgehend weitere Schritte einleiten. Je später eine virale Sepsis behandelt wird, desto häufiger verläuft sie tödlich. Wird eine Sepsis nicht rechtzeitig erkannt, kann die Blutvergiftung zu Schock, Multiorganversagen und zum Tod führen.

Quellen: [16] [17] [18]

Nach mehrwöchiger Atembehandlung sind insbesondere ältere Patienten nicht in der Lage sofort wieder selbstständig aufzustehen. Sie müssen dann Physiotherapie und Atemübungen machen, um wieder dauerhaft normal atmen zu können. Hintergrund ist, dass die Atemmuskulatur durch das lange künstliche Beatmen zurückgebildet wird.

2.4.3   Wer ist besonders gefährdet?

Menschen ab 70 und/oder Menschen mit Vorerkrankungen haben ein deutlich erhöhtes Risiko schwer an COVID-19 zu erkranken. Dies gilt insbesondere für Menschen mit Lungenleiden, wie zum Beispiel Kranke mit Asthma, chronisch obstruktive Erkrankungen, eine Pneumonie oder Tuberkulose. Schäden an den Lungen von Rauchern führen ebenfalls zu einem erhöhten Risiko. Dies liegt unter anderem daran, dass bei Rauchern die Flimmerhärchen (Flimmerepithel), die Lunge reinigen, in Mitleidenschaft gezogen sind. Die Härchen befinden sich in einer Schleimschicht. Schleimbildende Zellen umschließen Fremdpartikel und die Flimmerhärchen transportieren sie zur Rachen, wo der Schleim geschluckt wird oder ausgehustet wird.

An COVID-19-Ekraknte mit Koronarer Herzerkrankung (KHK) haben ebenfalls ein erhöhtes Risiko. Bei einer Lungenentzündung ist die Sauerstoffsättigung im Blut geringer, daher muss das Herz mehr arbeiten. Statt 60-80 Schlägen pro Minute muss das Herz 100-120 mal pro Minute schlagen. Das entspricht einem strammen Spaziergang. Das Herz muss diese Leistung mehrere Tagen abliefert, was leicht zum Versagen führt.

Menschen mit sind aus ähnlichen Gründen anfällig für eine Infektion mit dem neuartigen Corona-Virus. "

---

16   Bundesamt für Gesundheit BAG Krankheit COVID-19, Symptome und Behandlung, Ursprung neues Coronavirus
https://www.bag.admin.ch/bag/de/home/krankheiten/ausbrueche-epidemien-pandemien/aktuelle-ausbrueche-epidemien/novel-cov/krankheit-symptome-behandlung-ursprung.html

17   28.03.2020 Daten zur Dauer ausgewertetAnsteckend bereits 2 bis 3 Tage vor Symptomen - so läuft eine COVID-19-Erkrankung ab
(https://www.focus.de/gesundheit/news/daten-zur-dauer-ausgewertet-steckbrief-einer-erkrankung-das-ist-der-zeitliche-ablauf-von-COVID-19_id_11814080.html)

18   Coronavirus – Symptome, Verlauf, Behandlung
(https://www.deutsche-familienversicherung.de/ratgeber/artikel/coronavirus-symptome-verlauf-behandlung/)

Sowohl bei Menschen mit Bluthochdruck als auch mit Diabetes können zur Verhärtung der Linken Herzkammer führen. Durch diese Verhärtung sinkt die Auswurfleistung des Herzens. Es wird auch weniger Blut aus der Lunge angesaugt. Das führt zu Rückstau in die Lunge, es bildet sich Wasser in der Lunge (Wasseransammlung) und in der Folge zur Atembehinderung.

Bluthochdruck ist eine typische Begleiterscheinung des Alterns, weil die Elastizität der Blutgefäße mit der Zeit nachlässt.

Bei Patienten mit Bluthochdruck (Hypertonus) kommt es zur Drucküberlastung des linken Ventrikels, der gegen den Hochdruck anpumpen muss. Mit der Zeit führt dies zu einer Versteifung und bindegewebige Veränderung der linken Herzkammer.

Menschen mit Diabetes haben sowohl auf Bakterien als auch auf Viren eine schlechtere Immunantwort. Deshalb ist das Infektionsrisiko bei Diabetikern insgesamt deutlich höher, besonders, wenn ihre Zuckerkrankheit schlecht eingestellt ist. Auch bei Diabetikern kann die linke Herzkammer früh versteifen.

2.5   Heilung

2.5.1   Welche Behandlung gibt es?

Da es aktuell weder eine Impfung noch ein Heilmittel gibt, können COVID-19 Fälle nur mit herkömmlichen Mitteln behandelt werden, die auch gegen Erkältungen helfen. Bekanntlich dauert eine Erkältung ohne Medikamente 14 Tage und mit Medikamenten zwei Wochen. Eine Erkältung kommt drei Tage, bleibt drei Tage und geht drei Tage. Können drei oder vier oder auch fünf Tage sein.

Wer sich sorgt, mit dem Coronavirus infiziert zu sein, sollte am besten telefonisch Kontakt zum Hausarzt oder dem Gesundheitsamt vor Ort aufnehmen. Hier gab es Mitte März Beschwerden, dass ein telefonisches Durchkommen sehr schwer war und dass auch Ärzte Behandlungen verweigerten. Zudem gab es einen Versorgungsmangel bei Schutzkleidung und Atemmasken.

Das Immunsystem braucht viel Energie und Kraft, um gegen Viren anzukämpfen. Daher ist der beste Rat: Sich zunächst zu schonen und viel zu schlafen. Wenn sich keine Lungenentzündung mit Atemnot entwickelt kuriert sich der Patient nach einigen Tagen aus. Eine Lungenentzündung ohne Atemnot gilt als je nach Quelle noch als moderater Fall.

Die übliche Atemfrequenz beträgt etwa 12 Züge pro Minute. Bei Beschwerden kann die Frequenz auf 25 Züge steigen. Treten (stärkere) Atembeschwerden und Atemnot auf, so ist spätestens dann ein Arzt zu konsultieren. Hier wird entschieden, ob der Patient ins Krankenhaus oder auf die Intensivstation gehen muss oder gar beatmet werden muss. Hierfür wird unter anderem die Sättigung des Blutes mit Sauerstoff geprüft. Normal und nicht kritisch sind 94-98%. Bei älteren Menschen und bestimmten Krankheiten können auch 90% ausreichen.

Starke Komplikationen ergeben sich wenn sich Wasser in der Lunge ansammelt. Die Behandlung in solch einem Fall erfolgt medikamentös. Wenn die Sauerstoffsättigung zu niedrig ist (weniger als 90%), wird eine Beatmung notwendig. Hierfür gibt es mehrere Stufen: Im einfachsten Fall reicht es Sauerstoff mit erhöhtem Druck in die Lungen zu pumpen. Wenn dies nicht ausreicht, wird der Patient in ein künstliches Koma versetzt. Ein Schlauch wird dann in die Luftröhre eingeführt und der Patient richtig beatmet.

Wenn der Gasaustausch trotzdem nicht mehr möglich ist, so besteht als weitere Möglichkeit der Anschluss des Patienten an eine Herz-Lungen-Maschine. Hier wird das Blut außerhalb des Körpers mit Sauerstoff angereichert. Dies ist jedoch personalintensiv und sehr teuer.

ECMO bedeutet "Extrakorporale Membranoxygenierung". Dabei wird das Blut von Patienten mit Hilfe von Maschinen außerhalb des Körpers vom CO2 befreit und mit Sauerstoff angereichert. Die Geräte übernehmen die Herz- und Lungenfunktion. Damit könnten sie das Leben der Patienten retten, bei denen COVID-19 die Lungenfunktion akut bedroht. [19]

Anmerkung: Professionelle Bergsteiger können eine niedrigere Sauerstoffsättigung haben als gewöhnliche Menschen. Die Sauerstoffsättigung sinkt auch mit größerer Höhe. Dies ist ca. ab 2.500 Meter spürbar (Höhenkrankheit).

Weblinks:

- https://www.lungenaerzte-im-netz.de/news-archiv/meldung/article/auch-eine-ueberversorgung-mit-sauerstoff-sollte-vermieden-werden/
- https://www.minimed.at/medizinische-themen/lunge/atmung-sauerstoffmangel/
- https://www.ukm.de/index.php?id=herzchirurgie_hlm
- https://www.youtube.com/watch?v=FzF-gUbBzXU Coronavirus: So verläuft die Erkrankung COVID-19 | Visite | NDR

2.5.2 Wie bekämpft der Körper das Virus?

Der Körpers fängt an Immunglobulin (Anti-Körper) zu bilden, die dem Immunsystem zur Verfügung stehen. Diese Anti-Körper bekämpfen das Virus. Auch das Fieber und Entzündungen sind eine Antwort des Körpers um das Virus zu bekämpfen.des Körpers um das Virus zu bekämpfen. Natürlich setzt der Körper mit dem Husten auch Viren frei – was das Virus ja zur Ausbreitung nutzt. Es wird vermutet: Je geringer die Zahl der Viren desto milder greift das Immunsystem mit der Bildung von Anti-Körpern ein. Je mehr Viren auf einmal den Körper angreifen, desto eher kann es zu Überreaktionen gegen das Virus kommen. (Siehe auch 6.7 Gruppen-Immunität)

---

19 Herz-Lungen-Maschinen könnten Corona-Patienten retten (https://www.mdr.de/wissen/ecmo-herz-lungen-maschine-gegen-corona-102.html)

2.5.3   Wann wird es eine schützende Impfung geben?

Wenn die Forschung schnell voran kommt dauert es üblicherweise etwa 18 Monate bis eine schützende Impfung auf dem Markt ist.

2.5.4   Wie lange hält die Immunität an?

Bei den bekannten Corona-Viren gibt es eine Immunität von 6-18 Monaten. Dann ist eine Wiederinfektion möglich. Der altbekannte Schnupfen kommt ja zwei bis drei mal jährlich immer wieder.

2.5.5   Ist eine Mehrfachansteckung möglich (Influenza oder Schnupfen und COVID-19?)

Prinzipiell ist es möglich sich gleichzeitig mit Influenza, COVID-19 und anderen Corona-Viren (grippale Infekte) anzustecken. Christian Drosten sagt dazu: "Wir kennen es ganz regelhaft von Patienten, die eine Erkältungskrankheit haben, dass die nicht nur ein Erkältungsvirus haben, sondern zwei oder sogar auch drei zur gleichen Zeit"[20]

2.5.6   Wann wird es Medikamente geben?

Medikamente gegen Viren zu entwickeln ist immer äußerst schwierig. Viren haben keinen eigenen Stoffwechsel wie Bakterien. Sie können sich nur innerhalb einer Wirtszelle vermehren (lassen). Um in die Zelle zu kommen, nutzt SARS-CoV-2 die Rezeptoren der Zellen, die letztlich dem Virus den Zugang ermöglichen. Diese Rezeptoren können eventuell mit Medikamenten blockiert werden. Sind die Viren erst mal in der Zelle wird eine Bekämpfung immer schwerer. Medikamente gegen Viren haben fast immer sehr starke Nebenwirkungen.

2.6   Testes

2.6.1   Wie viele Menschen werden getestet?

In Deutschland werden nur wenige Tausend Menschen pro Tag getestet. In Stuttgart blieben 2.000 Tests wegen fehlenden Chemikalien liegen und mussten wiederholt werden. Anfang März wurden etwa 12.000 Tests pro Tag durchgeführt. Geplant war eine Steigerung auf 20.000 Tests pro Tag, was noch immer relativ wenig gewesen wäre. Ende März werden zwischen 300.000 bis 500.000 SARS-CoV-2-Tests werden pro Woche in deutschen Laboren durchgeführt. Das neue Ziel sind 200.000 Tests pro Tag.[21]

---

20 Neue Erkenntnisse zu Corona (https://www.focus.de/gesundheit/news/neue-erkenntnisse-zu-infektion-schnupfen-als-symptom-hinweise-auf-bleibende-schaeden_id_11822008.html)

21 30.03.2020 Mehr Laborkapazitäten Corona-Tests werden Geheimwaffe (https://www.n-tv.de/panorama/Corona-Tests-werden-Geheimwaffe-article21678629.html)

2.6.2 Ist ein flächendeckendes Testen sinnvoll?

Sofern ein sicherer und zuverlässiger Test zur Verfügung steht ist ein flächendeckendes Testen sinnvoll. Tatsächlich ist die aktuelle Infrastruktur überfordert, viel mehr zu Testen als dies Ende März geschieht. Das sind etwa 60.000 Tests pro Tag. Ziel sind zeitnah 200.000 Tests pro Tag zu ermöglichen.

Je höher die tägliche Test-Kapazität wird, desto mehr Tests können schon bei leichten Verdachtsfällen oder bei Menschen, die Kontakt zu Risikogruppen haben, durchgeführt werden, wie beispielsweise Medizinisches Personal, Kinder oder Verwandte von Bewohnern in Pflegeheimen.

2.6.3 Welche Tests stehen zur Verfügung?

Christian Drosten erfand einen wirksamen Test.[22]

Dabei handelt es sich um einen PCR-Test.

Das RKI empfiehlt[23]:

Bei Verdacht auf das Vorliegen einer Infektion mit dem neuartigen Coronavirus (SARS-CoV-2) sollten je nach klinischer Situation möglichst Proben parallel aus den oberen und den tiefen Atemwegen entnommen werden.

Obere Atemwege:
Nasopharynx-Abstrich oder -Spülung
Oropharynx-Abstrich

Tiefe Atemwege:
Bronchoalveoläre Lavage
Sputum (nach Anweisung produziert bzw. induziert; Arbeitsschutz beachten)
Trachealsekret

[...]

Erregernachweis durch RT-PCR
Für eine labordiagnostische Abklärung des Verdachts auf eine Infektion mit dem SARS-CoV-2 wurden PCR-Nachweissysteme u.a. auch vom Konsiliarlabor für Coronaviren (Charité Berlin) entwickelt und vorläufig validiert.

Bosch hat Ende März für Anfang April einen Schnelltest angekündigt. Dieser soll mit 95% Wahrscheinlichkeit relativ zuverlässig sein.[24]

---

22 15.03.2020 COVID-19-Experte der CharitéDer Corona-Professor: Deutschland hat den besten Mann für die Virus-Krise
(https://www.focus.de/gesundheit/news/COVID-19-experte-der-charite-corona-professor-deutschland-hat-den-besten-mann-fuer-die-virus-krise_id_11762766.html)
23 RKI (https://www.rki.de/DE/Content/InfAZ/N/Neuartiges_Coronavirus/Vorl_Testung_nCoV.html)
24 26.03.2020 Bosch entwickelt eigenen COVID-19-Schnelltest (https://www.faz.net/aktuell/wirtschaft/digitec/coronavirus-pandemie-bosch-erfindet-eigenen-COVID-19-schnelltest-16697237.html)

2.6.4 Wie genau ist der Test?

Die PCR-Methode gilt unter Experten als robuste Testmethode um Infektionskrankheiten nachzuweisen. Wenn ein Patient eindeutige Symptome aufweist, allerdings der Test negativ ist, müssten die Tester im Zweifelsfall erneut aus den tieferen Atemwegen eine Probe entnehmen und die Laborarbeit wiederholen. [25]

Der Test auf das neuartige Coronavirus ist recht sicher. Nach Einschätzung des Direktors vom Institut für Virologie vom Universitätsklinikum Leipzig, Uwe Liebert, zu 99,9 Prozent und nach der des Direktors vom Institut für Virologie der Technischen Universität Dresden, Alexander Dalpke, zu mehr als 97 Prozent.

Wie sicher genau – das ist noch offen. Dazu ist das Virus zu jung und gab es zu wenig Zeit, das herauszufinden. Eines aber versichert Dalpke: Das Testverfahren, das "Real Time PCR", werde auch zum Nachweis anderer Viren verwendet. Die Sensitivitätsrate liege bei 97 oder 98 Prozent und sei sehr hoch.
[…]
Der Test ist nach Erfahrung beider Testzentren hochspezifisch, ein falsch-positives Testergebnis gibt es nicht, aber falsch-negative sind möglich. [26]

Die PCR im Rachenabstrich ist nur in der ersten Woche zuverlässig positiv, dann verschwindet bei einigen Patienten das Virus aus dem Hals. In den Lunge kann das Virus aber noch vollkommen unabhängig replizierend sein. [27]

Der PCR-Test soll auf andere Corona-Viren nicht falsch positiv reagieren.

Laut Healthcare in Europe liegt die Rate eines falsch positiven Testergebnisses bei fast 0 Prozent [28]

Ist der PCR-Test negativ so ist die Wahrscheinlichkeit nur zwischen 63% und 80% dass das stimmt (Falsch-Negativ als in 20-37% der Fälle). Dies erscheint zunächst recht hoch. Mit drei Tests lässt sich das Risiko eines Falsch-Negativen Ergebnisses auf 95% bis 99,2% verringern. Beispielsweise wurden bei Kanzlerin Angela Merkel drei Tests durchgeführt. Dies aus dem Grund, die Quarantäne-Zeit zu verkürzen.

Der PCR-Test kann auch auf nicht infektiöse Viren positiv reagieren.

---

25 30.03.2020 Mehr Laborkapazitäten Corona-Tests werden Geheimwaffe
     (https://www.n-tv.de/panorama/Corona-Tests-werden-Geheimwaffe-article21678629.html)
26 Wie zuverlässig ist der Test auf das neuartige Coronavirus
     eigentlich?(https://www.mdr.de/nachrichten/ratgeber/wie-zuverlaessig-ist-der-coronatest-100.html)
27 CORONAVIRUS-UPDATE FOLGE 22
     (https://www.ndr.de/nachrichten/info/coronaskript146.pdf)
28 COVID-19-Diagnostik Corona-Schnelltest: Fakten gegen Halbwahrheiten
     (https://healthcare-in-europe.com/de/news/corona-schnelltest-fakten-gegen-halbwahrheiten.html)

2.6.5   Ist ein Selbst-Test möglich?

Das Problem bei einem Selbst-Test ist, dass man eine ausreichende Menge Material aus dem Rachen entnommen werden müssen. Die meisten Menschen sind dies bezüglich ungeübt. Die Tupfer-Probe muss so tief aus dem Rachen genommen werden, dass schon fast der Würgereiz ausgelöst wird. Es besteht die Gefahr, dass die Entnahme fehlerhaft ist und dass der Test Falsch-Negativ aufgrund von Bedienungsfehlern ist.

2.7   Gesundheitssystem

2.7.1   Unterschied zwischen Deutschland und Italien?

Können die schrecklichen Zahlen in Italien auch in Deutschland passieren?

Deutschland hat schnell flächendeckend getestet. In Italien wurden erst Menschen getestet, die schwer erkrankt im Krankenhaus aufgenommen wurden. Auch wurden Verstorbene nachträglich auf das Corona-Virus getestet.

In Deutschland wurden zunächst hauptsächlich Junge Menschen positiv getestet. Es kamen die Ski-Sportler aus Italien und Österreich mit dem Virus zurück. In Italien werden die Schwerkranken in Krankenhäuser gebracht, es gibt somit einen Überhang an älteren Patienten. Zudem leben in Italien oft mehrere Generationen im gleichen Haus.

Problematisch ist es auch, wenn sich Ärzte und Krankenhauspersonal anstecken. Selbst wenn eine Krankenschwester Kontakt mit einem COVID-19-Patienten hatte, muss sie zunächst für 14 Tage in Quarantäne. Teilweise gleich weitere Kollegen mit ihr. Dies dünnt die Personaldecke zusätzlich sehr aus, da zudem ohnehin meist ein Mangel an Personal in Krankenhäusern herrscht.

Überlastung der Krankenhäuser erhöht die Sterblichkeit von 1% auf 4% (Schätzwert).

2.7.2   Welche Fehler wurden begangen?

Hinterher ist man bekanntlich immer schlauer. Wer ohne Erfahrung unter Druck und unter Zeitnot handelt macht oft Fehler – nicht selten auch Schlimme. Das ist allzu menschlich. Doch aus dem Geschehen können und sollten immer Lehren für die Zukunft gezogen werden.

Das Virus selbst tauchte etwa im November/Dezember 2019 auf. Deutschland hatte zunächst nur in Bayern einige wenige Fälle. Viele Aktionen im März deuten darauf hin: Die Zeit wurde anscheinend nicht genutzt, das Gesundheits-System auf das vorzubereiten was kommen sollte: die Kapazitäten aufzustocken und Krisenpläne zu erstellen. Vieles scheint ruckartig – vom Virus getrieben – geschehen zu sein. Hier schieben Politiker gerne auch die Schuld ihren medizinischen Beratern in die Schuhe, die zunächst beispielsweise Schulschließungen nicht für nötig hielten. Diese kamen dann aber innerhalb von wenigen Tagen. Im Januar verkündete die

Regierung, die Lage sei im Griff, das Virus sei nicht so schlimm, die Grippe sei schlimmer. Jede Behörde hätte "genau zugewiesene Aufgaben". Die Pläne bestanden darin, dass Kontaktpersonen gefunden werden sollten. Passagiere, die aus China kamen, mussten bei der Einreise Kontaktpersonen melden, die sie voraussichtlich treffen wollten. Sie wurden mit Flyer über Corona informiert. Meldepflichten wurden ausgedehnt, so dass auch begründete Verdachtsfälle dem RKI gemeldet werden mussten.

> Zur "Einordnung" betonte der deutsche Gesundheitsminister Jens Spahn, dass der Krankheitsverlauf beim Coronavirus milder sei als etwa bei einer Grippe. "An einer Grippe, wenn sie schwer verläuft, sterben in Deutschland bis zu 20.000 Menschen im Jahr." Auf die Frage, ob in Deutschland wie in China auch die Abschottung ganzer Städte möglich sei, führte Spahn das Beispiel von Masern an, die deutlich ansteckender seien als das Coronavirus. "Und wir bekommen auch einen Masern-Ausbruch in Deutschland mit deutlich milderen Maßnahmen in den Griff, als wir sie derzeit in China sehen."[29]

Die Politik hat einen wichtigen Faktor bei einem neuen Virus übersehen, das ist die fehlende Grundimmunität. Viele Menschen sind gegen eine Grippe geimpft und viele andere haben eine Grundimmunität mit einem anderen vielleicht ähnlichen Grippe-Virus schon durchgemacht. Somit ist die Verbreitung der Grippe geringer. Ob eine infektiöse Person zwei Personen oder drei Personen ansteckt macht durchaus einen Unterschied. Zudem hat die Grippe eine deutlich kürzere Inkubationszeit.

In der Faschings- und Karnevalszeit hatte Deutschland die ersten deutschen Corona-Fälle in Bayern im Griff. Die Spur der Herkunft des Virus der Corona-Epidemie verliert sich in Nordrhein-Westfalen im Kreis Heinsberg. Am 15. Februar hatte das Ehepaar 1 aus Heinsberg auf der Kappensitzung des örtlichen Karnevalsvereins "Langbröker Dicke Flaa" in Langbroich-Harzelt gefeiert. Um die 300 Karnevalisten, die meisten Einheimische, singen, trinken und unterhalten sich dort stundenlang. Am 25. Februar wurde der Ehemann und seine Frau kurze Zeit später positiv getestet. Sie ist Erzieherin. Heinsberg wurde zum ersten Hotspot in Deutschland und zum ersten deutschen Risikogebiet durch das RKI erklärt.

Hier stellt sich die Frage, ob nicht ein Karnevalsverbot sinnvoll gewesen wäre. Klar auf Hunderten Veranstaltungen ist nichts passiert. In Italien fing das Drama ab dem 24. Februar mit mehr als 100 Infizierten an. Am 24. Februar war Rosenmontag, am 26. Februar Faschingsdienstag. Am Sonntag zuvor hatte Italien ganze Städte wegen dem Virus abgeriegelt und den weltberühmten Karneval von Venedig abgesagt. In Deutschland gab es trotz Corona keine Forderungen, Karneval einzuschränken. Es gab sogar Mottowagen, die das Corona-Virus zum Thema hatten. Carnevals-Virus zeigt Corona-Viurs die lange Nase. [30]

---

29 27.01.2010 Spahn sieht Deutschland gut gewappnet
    (https://www.n-tv.de/politik/Spahn-sieht-Deutschland-gut-gewappnet-article21536864.html)
30 Mottowagen beim Rosenmontagszug 2020 in Düsseldorf
    (https://rp-online.de/nrw/staedte/duesseldorf/karneval/rosenmontagszug-2020-in-duesseldorf-die-

Klar könnte man Italien die Schuld geben. Mattia hatte Grippeähnliche Symptome. Erst am 19. Februar beim zweiten Besuch der Notaufnahme des Krankenhauses in Codogno wurde er stationär aufgenommen. Er erhält viel Besuch: Verwandte und Freunde kommen. Auch schauen Ärzte vorbei, Krankenschwestern und weiteres Personal ohnehin. Mit anderen Patienten ist er ebenfalls in Kontakt. Auf das Coronavirus wird er nicht getestet, schließlich kam Mattia nicht aus China. Seit dem 27. Januar 2020 gibt es eine Richtlinie des Gesundheitsministeriums, die besagt, dass nur auf Coronavirus getestet werden soll, wer aus China zurückgekommen ist. Die Suche nach "Patient Null" wurde derart verschlafen, dass sich das wohl kaum noch nachvollziehen lässt.[31] Vier Tage später wurden Gebiete in Italien abgeriegelt. Das Virus sollte nicht nach Mailand kommen. Es kam doch. In der Lombardei starben bis Anfang April knapp 8.000 Menschen. In Italien wurde anfangs zu wenig und falsch getestet. Obwohl Italien etwa einen Monat Zeit hatte auf die Ereignisse in Wuhan zu reagieren.

Dass die Gäste in Ischgl nach dem Schließen der Bars und Pisten nach Hause geschickt wurden, hat sich im Nachhinein als großer Fehler erwiesen. Sie hätten noch 14-21 Tage vor Ort in Quarantäne bleiben müssen. Alle die schon abgereist waren, hätten sich ebenfalls umgehend zu Hause sich in Quarantäne begehen müssen.

Manche Bundesländer haben 14-tägige Schulverbote für Kinder, die sich in Risikogebieten aufgehalten haben, eingeführt. Zu den Risikogebieten zählten China, Iran, Italien, Madrid, Österreich, Schweiz, Nordosten Frankreichs, aber auch der Landkreis Heinsberg in Nordrhein Westfalen. Bayern tat am 07. März 2020 so[32], Hamburg folgte am 10. März.[33] Kurze Zeit später am 13. März wurden Kitas und Schulen allgemein in Deutschland geschlossen.

Hotspots in Deutschland wurden nicht abgeschottet. Die Ausgangssperren und Ausgangseinschränkungen, die in Deutschland erlassen wurden, hätten zweifelsfrei in Heinsberg ab dem 25. Februar eingerichtet werden müssen. Diese hätten auch weitergehen müssen. Wie zum Beispiel Einschränkung der Arbeit von nicht Lebensnotwendigen Betrieben. Italien hat dies irgendwann auch gemacht. Vielleicht zu spät. Reisende aus China, dem Iran und den anderen Risikogebieten konnten ohne Probleme in Deutschland einreisen. Während andere Länder bereits 14-Tägige Quarantänen eingeführt hatten, hat Deutschland diese Maßnahmen höchstens als Empfehlung ausgegeben. Temperaturkontrollen bringen zwar wohl nicht viel – aber auch diese wurden bei Einreisen nicht durchgeführt.

---

mottowagen-von-jacques-tilly_bid-9177847)

31 (https://www.stern.de/gesundheit/coronavirus-in-italien--warum-es-keinen--patient-0---sondern-nur--patient-1--geben-wird-9160012.html)

32 07.03.2020 Corona: Schulverbot für rückkehrende Kinder aus Risikogebieten (https://www.br.de/nachrichten/bayern/corona-quarantaene-fuer-rueckkehrende-schueler-aus-risikogebieten,RsXyTX7)

33 10.03.2020 Coronavirus: Neue Vorkehrungen für Kitas und Schulen (https://www.ndr.de/nachrichten/hamburg/Corona-Neue-Vorkehrungen-fuer-Kitas-und-Schulen,corona526.html)

In Bayern fand die erste Runde der Kommunalwahlen am 15. März noch regulär statt. Mit entsprechenden Menschenmassen. Am 9. März sollten sogeannnte Geisterfußball-Spiele stattfinden – also ohne Publikum. Am 16. März haben die Fußballligen die Spiele verschoben. Das Achtelfinale Rückspiel in der Champions League zwischen Paris und Dortmund wurde vor leeren Rängen ausgetragen. Doch bei der Leipziger Partie gegen Tottenham haben die Behörden anders entschieden. Am 10. März fand vorerst das letzte Spiel mit Publikum in Leipzig statt. Auch hier stellt sich die Frage, ob es nicht sinnvoller gewesen wäre, den Spielbetrieb früher einzustellen. Auch wenn bei vielen Spielen wohl nichts passiert ist.

Insgesamt hätten die Testkapazitäten früher hochgefahren werden müssen. Intensivmedizin verschwendet scheinbar Geld wenn sie vorgehalten aber nicht benötigt wird. Dasselbe gilt auch für die Feuerwehr. Keiner glaubt aber, dass es sinnvoll sei, das Feuerwehrauto erst dann zu kaufen und Feuerwehrmänner ausbilden, wenn es brennt.

Das Probleme fehlender Betten und Atemgeräte hatte China schon zu Beginn der Pandemie. Dann traf Italien und Spanien diesen Mangeln ganz besonders. Später kamen Frankreich und die USA und hier ganz besonders New York in dieselbe Bredouille.

Die Zeit vom Ausbruch in Wuhan bis zu den Ausbrüchen in den anderen Ländern wurde sehr oft verschlafen – mit entsprechend dramatischen Auswirkungen und tragischen Menschenverlusten.

Siehe auch 12.2 Lehren für die Zukunft.

2.7.3 Wie leistungsfähig ist das Gesundheitssystem?

In Deutschland gibt es etwa 28.000 Intensiv-Betten, die meisten haben Beatmungsgeräte. Üblicherweise sind 80% der Betten ausgelastet. Durch das Verschieben nicht notwendiger Operationen konnten etwa 14.000 für COVID-19-Patienten freigehalten werden. Ein Patient muss im Durchschnitt sieben Tage beatmet werden (Auf der einen Seite manche länger auf der anderen Seiten sterben manche Patienten auch nach wenigen Tagen). Somit können jeden Tag etwa 2.000 Patienten auf die Stationen verteilt werden. 5% der COVDI-19 Erkrankten müssen nach jetziger Erfahrung beatmet werden. Wenn sich also täglich 40.000 Menschen neu infizieren, so werden 5% davon beatmet werden müssen. Laut Harald Lesch gibt es Kapazitäten für etwa 2.000 pro Tag. Dies ist folglich die Belastungsgrenze.[34]

Hierzu sind zwei Punkte zu ergänzen. Punkt eins: Hebelwirkung. Wir haben 28.000 Betten. Um die Kapazitäten für Corona zu verdoppeln werden nicht 56.000 Betten benötigt. Denn da 14.000 Betten generell belegt sind, bleiben für die Corona-Patienten 14.000 übrig. Mit 3.500 zusätzliche Betten steigt die Zahl für Corona-Patienten um 25%. Damit auch die Zahl der möglichen Infizierten. 10.000 Beat-

---

34 20.03.2020 Coronavirus – unnötiger Alarm bei COVID-19? | Harald Lesch
(https://www.youtube.com/watch?v=Fx11Y4xjDwA&t=315s)

mungsgeräte wurden geordert. Das bedeutet demnach – wenn auch Betten zur Verfügung stehen, an die die Geräte angeschlossen werden können und auch medizinisches Personal und Ärzte zur Verfügung stehen – dann würden zeitweise bis zu 24.000 Betten mit Beatmungsgeräten zur Verfügung stehen. Das entspräche 68.000 Neu-Infizierten pro Tag. Nun können nicht-dringende Operationen auch nicht beliebig verschoben lange werden, auch werden manche Geräte kaputt gehen oder auch mal Personal fehlt, so dass wohl das Gesundheitssystem im Laufe von 2020 zwischen 60.000 bis 65.000 täglich Neu-Infizierte verkraften würde.

Punkt zwei: Die unbekannte Dunkelziffer. Harald Lesch spricht zwar davon, dass sich täglich 40.000 Menschen infizieren könnten, ohne dass das Gesundheitssystem in die Knie gehen würde. Es ist davon auszugehen, dass es sich hierbei nur um die bestätigten Fälle handelt. Wie erwähnt geht das Buch mindestens von Faktor sieben aus. Das bedeutet, dass zu den etwa 55.000 bestätigen Fällen etwa 385.000 unbestätigte Fälle dazu kommen.

Mit einer täglichen Infektionsrate von 60.000 bestätigten Infizierten pro Tag und 420.000 nicht bestätigten harmlos verlaufenden Infektionen könnte innerhalb von 100-120 Tagen eine Herden-Immunität hergestellt werden. Von den 6 Millionen getesteten Patienten müssten etwa 300.000 im Krankenhaus beatmet werden. Ein Teil von ihnen würde jedoch versterben. In Deutschland beträgt die Rate der Verstorbenen Ende März etwa 0,7% der bestätigten Infizierten. Das wären etwa 42.000 Tote. Die Grippewelle Im Vergleich dazu: Die außergewöhnlich starke Grippewelle 2017/18 hat nach Schätzungen des RKI rund 25.100 Menschen in Deutschland das Leben gekostet.

Durch taktisches Vorgehen (beispielsweise infizieren von Menschen unter 20 und isolieren von Menschen ab 65 und Menschen mit Vorerkrankungen) wäre die Anzahl der Toten geringer.

Bei einer unkontrollierten Ansteckung müsste man von 800.000 bis 3 Millionen Toten ausgehen. Die USA gehen Ende März 2020 im besten Fall von weniger als 100.000 Toten aus.[35]

---

35 30.03.2020 Trump rechnet mit 100.000 Toten in den USA
(https://www.merkur.de/welt/coronavirus-usa-trump-news-new-york-tote-infizierte-faelle-twitter-SARS-CoV-2-krise-zr-13601130.html)

3 Personen rund um das Virus

Dieses Kapitel erklärt welche Experten in der Corona-Krise auf dem Bildschirmen erschienen. Zudem listet es Infizierte und am Virus verstorbene Menschen auf. Die Liste ist naturgemäß – insbesondere was die Nicht-Experten angeht - unvollständig und beschränkt sich auf einige wenige bekanntere Personen.

3.1 Experten

3.1.1 Alexander Kekulé

Alexander Kekulé (* 7. November 1958 als Alexander Urchs in München) ist ein deutscher Arzt und Biochemiker. Er ist Virologe. Im Rahmen der COVID-19-Pandemie 2020 äußerte Kekulé mehrfach öffentlich, dass Deutschland auf eine mögliche Epidemie nicht ausreichend vorbereitet sei. Im Gegensatz zu vielen anderen Experten forderte er schon früh deutlich schärfere Maßnahmen zur Bekämpfung der Epidemie wie Einreisekontrollen an deutschen Flughäfen. Schon Anfang März mit Beginn der Epidemie in Deutschland vertrat Kekulé vehement seine Forderung nach zweiwöchigen „Corona-Ferien" für Schulen und Kindergärten. Alle Großveranstaltungen sollten abgesagt werden und innerdeutsche Reisen auf ein Minimum reduziert werden. Er warnt aber auch vor „Superhorrorszenarien" bezüglich der Ausbreitung des Coronavirus in Deutschland. [36] [37]

Am 12.02.2020 riet er noch davon ab, wie in Asien OP-Masken draußen zu tragen. Er hielt das Risiko von Corona zu diesem Zeitpunkt für nicht existent. Im April 2020 forderte er immer wieder das Tragen von Atemschutzmasken, insbesondere zum Schutz der Nicht-Infizierten.

3.1.2 Christian Drosten

Christian Drosten (*1972 als Christian Heinrich Maria Drosten in Lingen im Emsland) ist ein deutscher Virologe und Hochschullehrer. Er erfand zusammen mit anderen internationalen Medizinern einen wirksamen Corona-Test [38]

Im Verlauf der COVID-19-Pandemie berät Drosten Politik und Behörden und ist in den Medien als Experte präsent, unter anderem in dem seit dem 26. Februar montags bis freitags veröffentlichten Podcast Das Corona-Virus-Update mit Christian Drosten von NDR Info. Am 17. März 2020 schrieb der Stern: „Das Coronavirus hat den Virologen Christian Drosten zum gefragtesten Mann der Republik gemacht. Und zum Star." und „… seit Corona grassiert, ist Drosten der Mann, der die

---

36 (https://de.wikipedia.org/w/index.php?title=Alexander_S._Kekul%C3%A9&oldid=197989052#Stellungnahmen_in_der_COVID-19-Pandemie_2020)

37 03.03.2020 https://www.spiegel.de/panorama/coronavirus-virologe-fordert-zwei-wochen-coronaferien-a-19c21c1a-cf45-4747-9cd2-1191514f868f (https://www.spiegel.de/panorama/coronavirus-virologe-fordert-zwei-wochen-coronaferien-a-19c21c1a-cf45-4747-9cd2-1191514f868f)

38 (https://www.focus.de/gesundheit/news/COVID-19-experte-der-charite-corona-professor-deutschland-hat-den-besten-mann-fuer-die-virus-krise_id_11762766.html)

Krise steuert, der uns durch die Krise navigiert. Der nichts beschönigt und nichts dramatisiert. Der abwägt und korrigiert, der sagt, wenn er etwas nicht weiß oder am Vortag ,zu kurz gedacht hat'." [39]

Christian Dorsten geht davon aus, dass sich 60-70% der Bevölkerung an SARS-CoV-2 infizieren würden.

Am 13. März meinte er noch, man solle durchaus weiterhin ins Theater gehen. Am 19. März erklärte er, dass es wohl doch besser wäre, weniger soziale Kontakte zu pflegen.

3.1.3 Hendrik Streeck

Hendrik Streeck (* 7. August 1977 in Göttingen) ist ein deutscher HIV-Forscher. Hendrik Steeck vertritt die These, dass eine Herden-Immunität sinnvoll sei. Daher sollten die Maßnahmen nicht zu streng sein.

Am 28. Februar 2020 vertrat er die Ansicht, das Coronavirus sei nicht gefährlicher als eine Grippe. Am 1. März erklärte er, wir stünden am Anfang einer Epidemie. Genaue Prognosen seien unmöglich.

3.1.4 Jonas Schmidt-Chanasit

Jonas Schmidt-Chanasit (* 25. März 1979 in Berlin-Pankow) ist ein deutscher Virologe und Hochschullehrer an der Universität Hamburg. Der Virologe empfiehlt individuelle, an das jeweilige Gesundheitssystem und die Situation angepasste Maßnahmen und äußerte sich kritisch zu möglichen Ausgangsbeschränkungen und Versammlungsverboten, weil diese den sozialen Stress förderten, was ebenfalls Krankheiten oder auch Selbstmorde auslösen könne. [40]

Am 31. Januar 2020 ging Jonas Schmidt-Chanasit davon aus, dass die Lage unter Kontrolle sei. Am 16. März 2020 war ihm klar, dass es nicht um zwei Wochen Corona-Ferien ginge, sondern monatelange Quarantäne.

3.1.5 Li Wenliang

Li Wenliang (* 12. Oktober 1986 in Beizhen; † 7. Februar 2020 in Wuhan) war ein chinesischer Augenarzt in der Stadt Wuhan. Wenliang erkannte frühzeitig als einer der ersten die Gefahren der durch die damals neue Corona-Virus-Variante SARS-CoV-2 verursachten Lungenentzündung COVID-19. Er warnte seine Kollegen davor. Er wurde dafür von den chinesischen Behörden wegen Verbreitung von „Gerüchten" gemaßregelt. Wenliang erkrankte später im Verlauf der COVID-19-Pandemie selbst an einer Lungenentzündung und starb im Alter von 33 Jahren an den Folgen dieser Infektion.

---

39 (https://de.wikipedia.org/w/index.php?title=Christian_Drosten&oldid=198066196#COVID-19-Pandemie)
40 (https://de.wikipedia.org/w/index.php?title=COVID-19-Pandemie&oldid=198066465)

3.1.6 Lothar Heinz Wieler

Lothar Heinz Wieler (* 8. Februar 1961 in Königswinter) Chef des Robert Koch-Instituts (RKI). Er verlangte immer wieder, dass Abstände und Kontaktverbote eingehalten werden, weil diese wirkten.

Am 22. Januar 2020 ging er noch davon aus, dass sich das Virus weltweit nicht stark verbreiten würde. Mittlerweile kritisiert er Experten und Bürger, die die Corona-Epidemie als Panikmache verniedlichen.

3.1.7 Marylyn Addo

Marylyn Addo (* 1970 in Troisdorf) ist eine deutsche Medizinerin. Sie erwartet einen Impfstoff frühstens im Jahr 2021.

Am 09. März 2020 hielt sie den Kauf von Atemschutzmasken für unnötig, weil sie den Träger nicht vor Ansteckung schützten.

3.1.8 Melanie Brinkmann

Melanie Brinkmann (* 6. Januar 1974 in Neustadt am Rübenberge) ist eine deutsche Virologin. Sie fordert Schnelltests.

Am 02. März 2020 hielt sie es nicht für notwendig, Großveranstaltungen zu meiden. Am 16. März 2020 änderte sie ihre Meinung. Schulen und Kitas, Restaurants, Clubs, Geschäfte und öffentliche Einrichtungen hätten längst geschlossen werden müssen.

3.1.9 Wolfgang Wodarg

Wolfgang Wodrag (* 2. März 1947 in Itzehoe) ist ein deutscher Arzt und Gesundheitswissenschaftler. In der Anfangsphase der COVID-19-Pandemie in Deutschland kritisierte er unter anderem auf seiner Homepage, auf YouTube und in der ZDF-Sendung Frontal21 die Quarantänemaßnahmen und Verbotsregelungen als „Panikmache" und erklärte, Epidemien mit Corona-Viren träten jedes Jahr auf und bedürften keiner besonderen Schutzvorkehrungen oder Tests. Ein positiver Corona-Befund habe keine klinische Bedeutung. Die wegen der Pandemie verhängten Maßnahmen der Gesundheitsbehörden und die Empfehlungen der WHO und später des Robert-Koch-Instituts bewertete Wodarg als überzogen und interessengetrieben, und er bezeichnete diese Institutionen als viel zu oft „durch Sekundärinteressen aus Wirtschaft und/oder Politik korrumpiert".[41]

---

41 15.03.2020 Der Corona-Professor: Deutschland hat den besten Mann für die Virus-Krise (https://de.wikipedia.org/w/index.php?
title=Wolfgang_Wodarg&oldid=198075191#Umstrittene_Aussagen_zur_COVID-19-Pandemie)

Seine Homepage „https://www.wodarg.com/" wurde für einige Tage „aus Formalen Gründen geschlossen". Laut Wodarg wurde seine Homepage vom Betreiber Jimdo gesperrt.

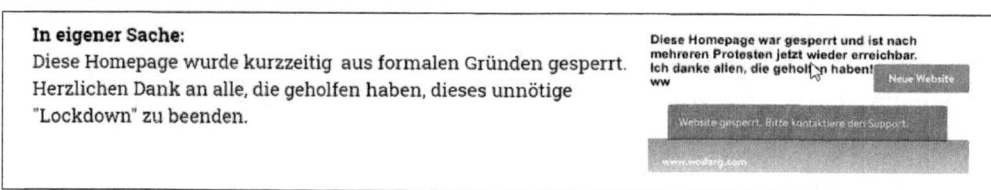

In eigener Sache:
Diese Homepage wurde kurzzeitig aus formalen Gründen gesperrt. Herzlichen Dank an alle, die geholfen haben, dieses unnötige "Lockdown" zu beenden.

Diese Homepage war gesperrt und ist nach mehreren Protesten jetzt wieder erreichbar. Ich danke allen, die geholfen haben! ww

Neue Website

Website gesperrt. Bitte kontaktiere den Support.

www.wodarg.com

3.2 Philanthropen

Johns Hopkins (* 19. Mai 1795, im Anne Arundel County, Maryland; † 24. Dezember 1873 in Baltimore, Maryland) war ein US-amerikanischer Geschäftsmann und Philanthrop.

Johns Hopkins hat natürlich mit der Corona-Pandemie nichts zu tun. Die Johns Hopkins Universität wurde mit einem Teil seinem Erbes in Höhe von sieben Millionen US-Dollar gegründet. Die Universität ist einer der wichtigsten Datensammler in der Corona-Pandemie.

3.3 Opfer der Krankheit

Alle folgenden Tabellen sind unvollständig.

3.3.1 An COVID-19 Verstorbene Prominente

Prominenter	Anmerkung
Floyd Cardoz (59)	(2. Oktober 1960 – 25 März 2020) US-Indischer Starkoch.
Lorenzo Sanz (76)	Ex-Präsident von Real Madrid starb am 21. März 2020
Pater Giuseppe Berardelli (72)	(21. August 1947 - 16. März 2020 in Bergamo)[42] Berardelli verzichtete darauf, künstlich beatmet zu werden, damit ein anderer Mensch überleben konnte.

3.3.2 Prominente Erkrankte

Prominenter	Anmerkung
Albert Grimaldi (62)	am 19. März 2020 – Fürst von Monaco
Alexander Graf Lambsdorff (53)	am 13. März 2020 – FDP-Bundestagsabgeordneter
Boris Johnson (55)	am 27.03.2020 – Britischer Premierminister; Am 5. April 2020 kam er zunächst ins Krankenhaus, dann erhielt er Sauerstoff auf der Intensivstation. Am 12. April wurde er aus dem Krankenhaus entlassen. Sein Zustand war lebensbedrohlich.[43]

---

42 (https://www.wikidata.org/wiki/Q88602759)

Prominenter	Anmerkung
Cem Özdemir (54)	am 19. März 2020 – Bundestagsabgeordneter der Grünen; gesundete bis April.
Friedrich Merz (64)	am 17. März 2020 – Deutscher Politiker (CDU); gesundete bis April.
Harvey Weinstein (68)	um den 22. März 2020 - Filmproduzent
Johannes B. Kerner (55)	am 13. März 2020 – TV-Moderator
Oliver Pocher (42)[44]	am 21. März 2020 – Komiker; er erkrankte nach seiner Frau Amira.
Plácido Domingo (79)	am 22. März 2020 – Klassischer Tenor
Prince Charles (71)[45]	am 25. März 2020 – Kronprinz Großbritannien
Rita Wilson (63)	am 11. März 2020 – Produzentin und Ehefrau von Tom Hanks
Tom Hanks (63)	Am 11. März 2020 – US-Amerikanischer Schauspieler

3.3.3 Prominente Verdachtsfälle

Prominenter	Anmerkung
Angela Merkel	Deutsche Bundeskanzlerin; ab 22. März; drei Negativ-Tests.
Donald Trump	US-Präsident
Till Lindemann	Sänger der Metalband Rammstein; am 27.03.2020

3.3.4 Verstorbene unter 60 Jahren

In Deutschland sind von etwa 208 verstorbenen Personen von Anfang bis Ende März etwa 10 Menschen an COVID-19 verstorben die jünger als 60 Jahre waren, etwa zwei waren unter 50. Circa 14 weitere waren 60 bis 69 Jahre alt. Etwa 30 Personen waren zwischen 70 und 79 Jahre alt. Über 100 Menschen waren älter als 80 Jahre. Diese Tabelle enthält einige bekannte Opfer unter 60 Jahren.

Person	Anmerkung
Ein 42-Jähriger Mann	am 24. März 2020 in Berlin. Nach Informationen der Zeitung B.Z. soll der Mann schon zuvor an einer Lungenerkrankung gelitten haben.[46]
Sepp Mangstl (54)	Am 20. März 2020 starb der Musiker Sepp Mangstl (*26.12.1965; †20.03.2020). Vom 5. März bis zum 12. März war er in in Madrid. Bei der Rückreise fühlte er sich schon krank. Am 19. März kam er ins Krankenhaus auf die Intensivstation. Bei wem er sich ange-

---

43 12.04.2020 Premier Johnson aus Krankenhaus entlassen – 10.600 Tote in Großbritannien (https://www.tagesspiegel.de/politik/nach-covid-19-erkrankung-premier-johnson-aus-krankenhaus-entlassen-10-600-tote-in-grossbritannien/25735806.html)

44 Amira war bereits positiv getestet - Auch Oliver Pocher ist am Corona-Virus erkrankt (https://www.schweizer-illustrierte.ch/people/international-stars/auch-oliver-pocher-ist-am-corona-virus-erkrankt)

45 Corona-Fall im Königshaus Prince Charles ist infiziert (https://www.n-tv.de/leute/Prince-Charles-ist-infiziert-article21667926.html)

46 Nicht nur alte Menschen betroffen Wieso starb ein 42-jähriger Berliner an Corona? (https://www.bz-berlin.de/berlin/lichtenberg/wieso-starb-ein-42-jaehriger-berliner-an-corona)

Person	Anmerkung
	steckt hat ist unbekannt.[47] Sepp Magstl war einer der ersten Menschen in Deutschland, der ohne Vorerkrankungen an COVID-19 starb.
Jörn Kubicki (54)	Kubicki (* 1965) war der Lebenspartner von Berlins Ex-Bürgermeister Klaus Wowereit. Der Neurologe war starker Raucher und an COOPD (Chronisch-obstruktive Lungenerkrankung) erkrankt. Er starb am 28. März 2020 in Berlin.

3.3.5 Gesunde Menschen ohne Vorerkrankungen, die an COVID-19 starben

Person	Anmerkung
Dr. Li Wenliang (34)	am 7. Februar 2020 – Der Arzt starb in Wuhan. Es ist nichts über Vorerkrankungen bekannt.
Xia Sisi (29)	am 23. Februar 2020 – Ärztin aus der gastroenterologischen Abteilung

3.3.6 Jüngere Menschen, die vor dem 21. Lebensjahr an COVID-19 starben

Person	Anmerkung
Julie Alliot (16)	Am 25.03.2020 – Keine Vorerkrankungen, sie war topfit.[48] Sie starb in in Longjumeau, einer kleinen Gemeinde in der Nähe von Paris
Ismail (13)	Am Montag, dem 30. März, verstarb der erst 13-jähriger Brite an den Folgen der Infektion.
Junge (12)	Laut Medienberichten starb ein 14-jähriger Junge in Portugal.
Mädchen (12)	In Belgien verstarb ein erst 12-jähriges Mädchen.[49]
Kind (5)	Am 04. April starb ein fünfjähriges Kind in Großbritannien nach Corona-Infektion [50]
Säugling	Ein sechs Wochen alter männlicher Säugling ist in den USA an Covid-19 gestorben.[51]

---

47 Brauerei Maxlrainer trauert Corona-Tod mit 54 Jahren: Musiker aus Bayern stirbt - ohne Vorerkrankung (https://www.merkur.de/bayern/coronavirus-bayern-tot-sepp-mangstl-musiker-rosenheim-maxlrainer-ostermuenchen-13609889.html)

48 16-Jährige ist Europas jüngstes Corona-Opfer! (https://www.bild.de/news/ausland/news-ausland/corona-16-jaehrige-schuelerin-aus-frankreich-stirbt-ohne-vorerkrankung-69692306.bild.html)

49 Coronavirus: Vier Jugendliche (12, 13, 14, 16) gestorben - tragische Todesfälle in Europa (https://www.merkur.de/welt/corona-jugendliche-europa-erkrankte-who-infektion-todesrate-paris-belgien-bruessel-tot-covid-19-zr-13636185.html)

50 Großbritannien: Fünfjähriges Kind stirbt nach Corona-Infektion (https://www.stern.de/gesundheit/news-zum-coronavirus--fuenfjaehriges-kind-stirbt-in-grossbritannien-nach-corona-infektion-9211124.html)

51 03.04.2020 Gouverneur bestätigt: Säugling starb durch Coronavirus Sars-Cov-2(https://www.rtl.de/cms/corona-in-den-usa-baby-in-connecticut-an-covid-19-gestorben-4516268.html)

4 Exkurs: Mathematik

Dieses Kapitel erklärt einige mathematische Zusammenhänge. Es soll dem interessierten Leser insbesondere die Funktion des Exponentiellen Wachstums erklären. Es wird versucht, eine einfache Sprache und wenig Formeln zu verwenden. Natürlich ist dies Buch auch dann nützlich, wenn dieses Kapitel übersprungen wird.

4.1 Berechnung der Dunkelziffer

Die Berechnung der Dunkelziffer ist eher eine statistische Annäherung. Es gibt zwei mehr oder weniger bekannte Faktoren. Die Zeit von der Infektion bis zum Tod liegt im Schnitt bei 14 Tagen. Die Sterblichkeit ist dagegen die größte Unbekannte. Sie wird aktuell mit 1,6% angesetzt.

In Deutschland waren am 30. März 66.000 Menschen infiziert und es gab 616 Todesfälle. Einen Tag vorher gab es 58.500 Infizierte und 456 Tote. Somit stieg die Zahl der Toten um 160, die der bestätigten Neu-Infizierten um 7.500.

Die Toten vom 30. März haben sich im Durchschnitt 14 Tage vorher infiziert. Am 16. März gab es 7.270 infizierte Personen. Einen Tag zuvor waren es 5.815. Somit haben sich innerhalb dieses Tages 1.455 Menschen bestätigt infiziert. Nach der Theorie hätten es 10.000 sein müssen. (160/0,0016). Damit ist die Quote zwischen bekannten Angesteckten zur Dunkelziffer 1:5,87. Bzw. die Zahl aller infizierten betrug 6,87 mal mehr als die der bestätigt Infizierten. Hochgerechnet für den 30. März haben sich also 50.000 Menschen neu infiziert. Die Gesamtzahl zu diesem Tag betrug 448.900 Personen.

Abhängig von der Sterblichkeit, die hier mit 1,6% angenommen wurde, ändert sich die Dunkelziffer nach oben oder nach unten. Bei einer sehr niedrigen Sterblichkeit ist die Dunkelziffer deutlich höher. Bei einer höheren Sterblichkeit ist die Dunkelziffer im Extremfall bei 0. Wenn sich 10.000 Menschen am 16. März neu infiziert hätten und 14 Tage später 160 Menschen gestorben wären UND die Sterblichkeit bei 1,6% läge, dann gäbe es keine Dunkelziffer.

4.2 Lineares Wachstum

Wenn jede Person eine einzelne weitere Person ansteckt, so ist ein kontrolliertes und lineares Wachstum der Infizierten-Zahlen gewährleistet.

1000 Infizierte infizieren je Woche 1000 andere, diese die nächste Woche 1000 usw. Nach 52 Wochen wären 53.000 Menschen infiziert. Die Dauer der Verdopplung der Insgesamt infizierten dauert immer länger. Die Zahl der Neu-Infizierten verdoppelt sich dagegen nie.

4.3   Exponentielles Wachstum

4.3.1   Reiskörner auf dem Schachbrett

Was bedeutet eigentlich Exponentielles Wachstum? Es gibt die schöne Legende vom Erfinder des Schachspiels und dem Reiskorn. Der Herrscher war so begeistert vom Schachspiel, dass er dem Erfinder belohnen wollte. Er bat ihm sich etwas aus seiner Schatzkammer zu nehmen. Der Erfinder war erbost über so viel mangelndes Feingefühl und seine Geringschätzung, dass er dem Herrscher vorschlug, er würde gerne in Reis belohnt werden. Er hätte gerne ein Reiskorn auf dem ersten Feld. Und ein zwei Reiskörner auf dem zweiten Feld, vier Reiskörner auf die dritte Feld und 8 Reiskörner auf dem vierten Feld. Also immer doppelt so viele wie zuvor. Bis das ganze Spielfeld voll wäre. Der Herrscher freute sich zunächst, wie töricht der Mann sein konnte und dass er doch sehr günstig mit seiner Belohnung wegkommen würde. Ein Kilogramm Reis enthält etwa 50.000 Reiskörner – sagen wir mal grob 65.500. Wie viele Päckchen Reis würden das schon werden? Oder Säcke? Oder Silos?

Auf dem zehnten Feld liegen 512 Reiskörner. Auf dem 17. Feld sind es 65.536 Reiskörner - Sagen wir mal vereinfacht ein Kilogramm. Auf dem 20. Feld wären es dann nur Acht Kilogramm. Sieht ja alles noch nach nicht so viel aus. Auf dem 25. Feld wären es 256 Kilogramm. Also sagen wir mal 10 Säcke mit 25,6 Kilogramm. Auf dem 32. Feld sind es dann 1280 Säcke oder 32 Tonnen.

Die menschliche Vorstellung macht uns hier immer wieder einen Strich durch die Rechnung. Das Brett ist ja jetzt schon halb gefüllt – 32 Tonnen Reis liegen auf dem Feld 32, das Brett hat 64 Felder. Wie viel mehr sollte es denn noch werden?

32 Tonnen – das ist schon ein großer LKW Reis. 32 Tonnen Reis kosten etwa 32.000 Euro. Auf Feld 40 sind es schon 256 dieser LKWs. Knock Nevis – eines der größten Schiffe der Welt (Länge 458 Meter – Breite 68 Meter – 30 Meter Seitenhöhe) – konnte 573.798 Tonnen Rohöl transportieren. Das wären 17..930 dieser Trucks. Doch selbst dieses Schiff reicht noch knapp für Feld 46 (537.000 Tonnen). Ist doch nicht mehr so weit weg bis zum Feld 64! Ist es nicht?

Im Erntejahr 2018 wurden etwa 782 Millionen Tonnen Reis geerntet. Auf Feld 56 liegen schon 1023 dieser Riesen-Schiffe. Dies entspricht 70 Prozent der Weltjahresproduktion Reis. Aber von Feld 56 bis 64 ist es nun nicht mehr so weit. Ist es nicht?

Auf Feld 64 sind es dann 262.000 dieser Schiffe oder 179 Jahre Weltproduktion an Reis. Und auf Feld 1-63 stehen in Summe noch mal genauso viel Reis.

Irgendwann dämmerte es auch dem Herrscher, dass die Belohnung alles andere als bescheiden war. In der Praxis war der Wunsch des Schacherfinders damals nicht umsetzbar – selbst heute wäre er es nicht.

Übrigens: Ob jetzt ein Kilogramm 50.000 Reiskörner hat oder 60.000 oder 25.000. Das ändert das Prinzip nicht. Ob das Ergebnis 200 oder 500 oder 50 oder Jahresproduktionen ausmachen ist letztlich ohne wirkliche Bedeutung.

4.3.2   So viel Reis auf so 64 kleinen Schachfeldern?

Warum ist es so schwer sich Exponentielles Wachstum vorzustellen? Wir Menschen denken linear. 1 Kilogramm mal 20 können wir uns vorstellen, das ist ein Kilogramm. 1 Kilogramm 20 mal verdoppelt – dafür haben wir kein Bauchgefühl. Auf dem 17. Feld steht ja gerade mal ein Kilogramm Reis. Wir schätzen dies dann hoch auf auf 64 und multiplizieren noch mit einem Faktor 5 oder 10 oder 100. Also sagen wir mal 17. Feld (1 KG) mal vier sind 4 Kilogramm – und das mal 10 sind von uns extrapoliert maximal 40 oder 400 Kilogramm. So leicht täuscht uns unser Bauchgefühl, so leicht irren wir uns.

Im Spiegel wurde zum eine Grafik zum Thema Superspreader gezeigt. Macht es einen großen Unterschied ob ein erster Anstecker 3 oder 24 Personen infiziert? Steckt der Patient 0 drei Personen an und diese weitere drei und diese weitere drei so haben wir hier schon 27 Fälle. Diese ersten 15 Tage machen in der Tat nicht so viel aus. Die Grafik ist dahingehend irreführend, dass sie suggeriert, ein Superspreader würde viel mehr ausmachen. [52]

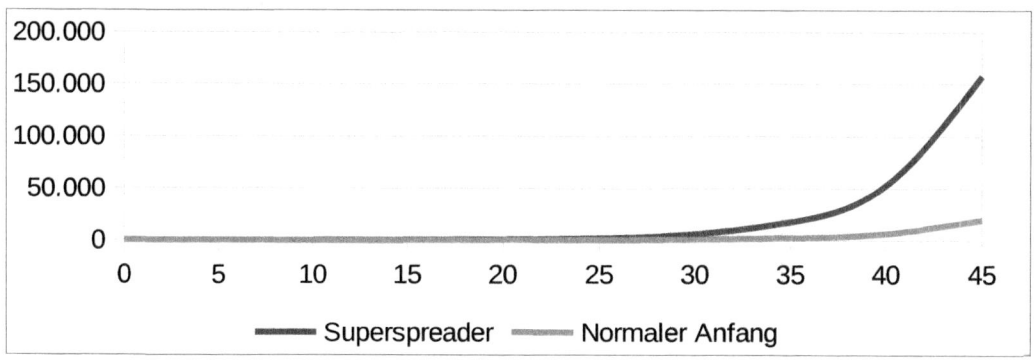

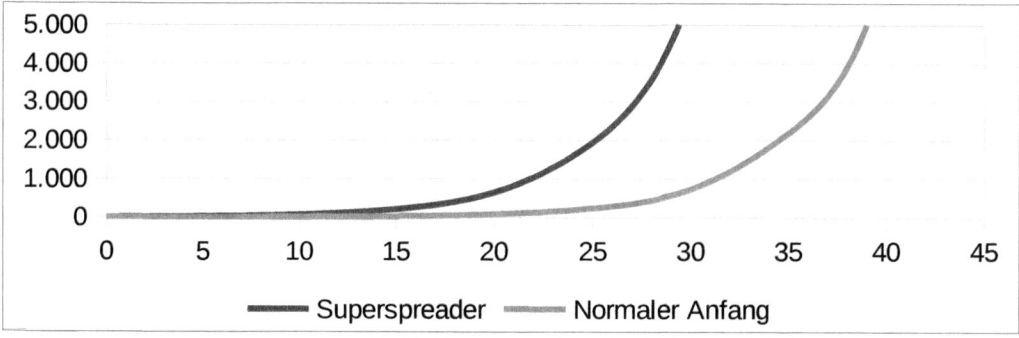

Beide Grafiken zeigen dieselben Daten. Während aber die erste Grafik den Eindruck erweckt, ein Superspreader sei viel effizienter, zeigt die zweite Grafik, dass die Kurven nur wenige Tage verschoben ist aber dieselbe Dramatik hat. Würde die erste Grafik nach rechts verlängert (also bis 60-70 Tage) würde sie aussehen wie die Grafik darunter. Nur die Achsenbeschriftung links wäre eine andere.

Anmerkung: Die Problematik des Superspreader unterstellt zudem den Sachverhalt, dass die angesteckten Menschen nichts miteinander zu tun haben. Wenn in einem Skigebiet eine Person am ersten Tag drei Ansteckt und sich die Men-

---

52   26.03.2020 Die Gefahr der Superspreader
(https://www.spiegel.de/wissenschaft/medizin/coronavirus-die-gefahr-der-superspreader-a-ed6e694e-8691-4d14-a299-6062b94dd2f4)

schen 15 Tage im Gebiet aufhalten, so haben sie schon 81 angesteckt. Wenn ein Superspreader ein Ehepaar und zwei Kinder ansteckt, so würde es auch reichen, wenn er den Ehemann ansteckt und dieser steckt Partnerin und Kinder an. Letztlich sind das alles Nuancen.

4.3.3 Taschenrechner

Wenn der interessierte Leser einige Berechnungen selber nachvollziehen mag, so können diese mit dem Windows 10 Taschenrechner sehr einfach nachvollzogen werden. Dazu muss der Windows 10 Taschenrechner auf den Modus „Wissenschaftlich" eingestellt werden.

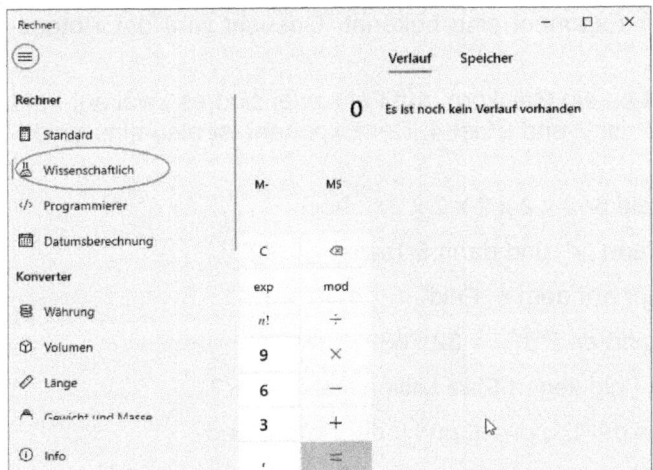 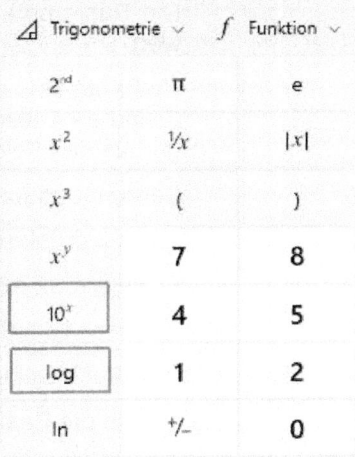

Mit den beiden Tasten „10^x" und „log" können die notwendigen Logarithmen berechnet werden.

- ^ bedeutet hoch: 2 ^ 5 bedeutet 2 hoch fünf oder 2 x 2 x 2 x 2 x 2.
- Die Taste „x^y" dient zur Berechnung von Potenzen.
- Beispiel 2 x 2 x 2 x 2 x 2 = 2^5. Taste 2 drücken dann „x^y" und dann 5 = 32.
- oder 2 ^ 5 = 32
- 5 Taste „10^x" = 100.000 (Wie viel ist 10 hoch 5)
- „log" ist die Gegentaste zu „10^x". Wie oft muss 10 (Basis) mit sich selbst mal genommen werden um 100.000 zu bekommen? → 100.000 „log" → 5 (mal)

4.3.4 Formeln

Allgemein kann man bei Logarithmen sagen: $b^x=y$. Dabei ist b die Basis, x der Exponent und y der Potenzwert. Übrigens „2^0" ist 1! Dies gilt egal für welche Basis selbst für die 0. Dabei handelt es sich aber um eine kontroverse Konvention.

Jeder dieser drei Werte kann unbekannt sein. Sind die anderen beiden bekannt lässt sich der dritte leicht berechnen. Wir gehen hier von dem Schachbrett aus.

- Frage 1: Wie viele Körner stehen auf dem 6. Schachfeld.
    - $b^x=y$. b die Basis, x der Exponent und y der Potenzwert.
    - Die Basis und der Exponent sind bekannt. Gesucht wird der Potenzwert
    - (Auf Feld eins gibt es ein Reiskorn, auf Feld zwei sind es zwei auf Feld 3 sind es 4 also 2^1 ist 2 und 2^2 ist 4. Der Exponent ist also eins niedriger als das Feld.
    - Berechnung für Feld 6: 2 x 2 x 2 x 2 x 2 (2 hoch 5)
    - Taste 2 drücken dann „x^y" und dann 5 Taste = → 32.
    - Es liegen 32 Körner auf dem 6. Feld.
    - Auf dem 16 Feld sind es 2^15 → 32.768.
- Frage 2: Auf welchem Feld liegen Eine Million Reiskörner?
    - $b^x=y$. b die Basis, x der Exponent und y der Potenzwert.
    - Wir suchen x den Exponenten.
    - in diesem Fall kennen wir b die Basis (2) und wir kennen den Potenzwert (1 Million).
    - $2^x = 1.000.000$.
    - log(1.000.000)
      ÷
      log(2)

      Allgemein: log (Potenzwert) ÷ log (Basis)
    - Taschenrechner: 1.000.000 – Taste log – Taste „÷" - Taste „2" – Taste log – Taste „=" Ergebnis 19,931.
    - 2^20 sind 1.048.576. Feld 21 = 2^20 → Auf dem Feld 21 liegen mehr als eine Million Reiskörner. (Es ist das Feld 21, weil auf dem ersten Feld nur ein Reiskorn liegt)
    - In der Corona-Krise wird diese Formel genutzt, um die Verdopplungszeit zu ermitteln. Gäbe es gestern 1.000 neu Infizierte Menschen und

sind es heute 1.200, dann ist der Zuwachs innerhalb eines Tages 20% und damit ist die Basis 1,20. Wir suchen also wie lange dauert es 1,20 mit sich selbst zu multiplizieren bis 2 (Verdopplung) rauskommt. Log(2) / log(1,20) = 3,8018 Tage.

- Frage 3: Wir möchten die Basis berechnen mit der wir 10 mal multiplizieren um auf einen Wert von 60.466.176 zu kommen.

   ○ $b^x=y$. b die Basis, x der Exponent und y der Potenzwert.

   ○ Gesucht wird die Basis.

   ○ Bekannt ist der Exponenten x = 10 den Potenzwert y = 60.466.176

   ○ 10 ^ (log(60.466.176) ÷ 10) = 10 ^ (7,77815 / 10) = 10 ^ 0,77815 = 6

   ○ Taschenrechner: 60.466.176 - Taste „log" - Taste „÷" - Tasten 10 – Taste „=" - Taste „10^y" - Ergebnis 6. Also wenn sechs zehn mal mit sich selbst multipliziert wird kommt 60.466.176 raus.

   ○ Diese Formel ist beispielsweise sinnvoll, um den Zinssatz auszurechnen ein Kapital in 5 Jahren zu verdoppeln. 10^(log(2) ÷ 5) = 10 ^ 0,060 = 1,14156. Bei einem Zinssatz von 14,156% und Zinseszins ist das eingesetzte Kapital in 5 Jahren verdoppelt.

   ○ In der Corona-Krise wird diese Formel verwendet, um das Wachstum zu ermitteln, welches das Gesundheitswesen nicht überfordert. Beispiel eine Verdopplung alle 14 Tage: b^14 = 2. → 2 „log" „÷" 14 „=" „10^y" = 1,0508 → Pro Tag dürfen nur 5,08% mehr Menschen sich anstecken als am Tag vorher.

4.3.5 Klopapier-Beispiel

Wie in Kapitel 10.2.3 Klopapier beschrieben ist Klopapier zum Symbol der Corona-Krise geworden. Damit die Hamster etwas weniger Klopapier kaufen und gleichzeitig das exponentielle Wachstum verstehen, hier eine einfache Maßnahme. Klopapierrolle eins kostet einen Cent, Klopapierrolle zwei kostet zwei Cent, Klopapierrolle drei kostet vier Cent, Klopapierrolle vier kostet acht Cent. Usw. Klopapierrolle Acht würde somit 1,27 € kosten. Acht Rollen zusammen würden 2,55 Euro kosten. Klopapierrolle neun kostet 2,56 Euro, Klopapierrolle zehn kostet 5,12 Euro, Klopapierrolle elf kostet 10,24 usw. Klopapierrolle 16 kostet nur noch 327,60 Euro.

Damit der Verkäufer nicht drauflegt können die ersten sechs Rollen jeweils 32 Cent pro Stück kosten und die Verdopplung beginnt ab Rolle Sieben.

4.3.6   Weitere Beispiele Exponentielles Wachstum

4.3.6.1 Ein Euro über 2020 Jahre

Hätte zu Zeiten Jesus jemand einen Euro auf ein Sparbuch gelegt mit einem Zinssatz von 1 % dann wäre das Sparbuch heute mit Zinseszinsen knapp 540 Millionen Euro wert. Bei 2% wären es sogar 235 Millionen Milliarden. Und bei 3% ist diese Zahl nicht mehr vorstellbar. Klar wenn keine Steuern und keine Inflation den Gewinn gefressen hätten und (!) ganz wichtig die Zinses-Zinsen auch nicht ausgegeben worden wären. Würden nämlich die Zinsen abgehoben werden und auf unverzinsliches Sparbuch eingezahlt, wäre der Gewinn Marginal. Rund 20 Euro.

4.3.6.2 Seerose

Eine Seerose verdoppelt sich jeden Tag. Nach 30 Tagen ist der halbe See voll. Wie lange dauert es bis der ganze See voll ist?

30 Tage? 15 Tage? Eben nicht! Es dauert tatsächlich nur einen einzelnen weiteren Tag.

4.3.6.3 Gehaltszuwachs

Fängt ein Arbeiter mit 1.000 Euro Monatsgehalt an und bekommt jedes Jahr 100 Euro mehr Gehalt pro Monat, dann hat er nach 40 Jahren 4.000 Euro mehr Gehalt also 5.000 Euro. Erhält er jedes Jahr 5% mehr, so sind das nach 40 Jahren über 7.000 Euro, obwohl er im ersten Jahr nur 50 Euro mehr bekommen hat.

4.3.6.4 Schneeball-Systeme

Schneeball-Systeme funktionieren meist über 3-7 Stufen. Konkretes Beispiel vier Stufen. Stufe Eins findet 2 Leute (Diese stehen auf Stufe Zwei), die ihm 100 Euro geben. Stufe drei: Diese beide finden zwei Leute, diese geben dem ersten 100 Euro (400 Zusammen). Stufe Vier: Diese vier finden jeweils zwei weitere Menschen, die an Stufe Eins100 Euro zahlen (800 Euro). Stufe 1 hat also 200 + 400 + 800 Euro verdient. Das sind 1.400.

Stufe Eins steigt aus. Die Pyramide teilt sich. Somit rutschen alle eine Stufe hoch. Die bisherigen beiden auf Stufe zwei sind nun Stufe eins. Die bisherigen Stufe-Vier Menschen sind auf Stufe Drei und suchen zwei jeweils zwei weitere Spieler. Das Geld bekommen die beiden auf der Stufe ein – vormals Stufe zwei. Sie haben jetzt auch 1.400 Euro erhalten. Die Pyramide teilt sich wieder. Alle rutschen eins hoch. Nachdem das 32 mal passiert ist waren 4 Milliarden Menschen im Spiel. Da das nicht klappen kann brechen Schneeball-Systeme schnell in sich zusammen. Grund: Exponentielles Wachstum.

4.3.6.5 Vorstellung Exponentielles Wachstum

Exponentielles Wachstum lässt sich ad hoc nicht so leicht vorstellen. Manchen Menschen schaffen es überhaupt nicht. Das ist also nicht schlimm.

2^10 sind 1024 2^20 sind schon Eine Million 2^40 sind Eine Million Millionen oder Tausend Milliarden oder eine Billion. 2^24 sind 16 Millionen. Also sind 2^64 übrigens 16 Millionen Billionen.

Etwas einfacher wird es wenn man sich die Zehnerpotenzen anschaut.

10^0 = 1; 10^1 = 10; 10^2 = 100; 10^3 = 1.000.

Der Exponent gibt also an, wie viele Nullen an eine eins gehängt werden. Bei 0 keine, bei 1 eine, bei zwei eben zwei bei 3 sind es 3.

10^10 sind also 10 000 000 000 = Zehn Milliarden

und 10^20 sind 100 000 000 000 000 000 000. Also Hundert Milliarden Milliarden. Eine kleine Änderung des Exponenten führt also zu gigantisch höheren Werten.

Dazu noch abschließend ein praktisches Beispiel in Geld:

50 Cent mal 10 sind 5 Euro. Den meisten von uns tun 50 Cent oder 5 Euro zu verlieren nicht sehr weh und auch 50 Euro dürften viele Menschen leicht verkraften. Während auf der anderen ein Verlust von 1.000 Euro für die meisten nur schmerzhaft dürften, dürften 10.000 oder 100.000 Euro schon existentiell bedrohend werden. In beiden Fällen haben sich die Werte um den Faktor 10 oder 100 verändert. In dem einen Fall führt Verhundertfachen zu einem müden Lächeln, in dem anderen Fall zu großen ernsten Sorgen.

4.4   Tabellen

In diesen Tabellen werden einige Zeitreihen exemplarisch aufgelistet. Diese Tabellen gießen zur besseren Nachvollziehbarkeit das Wachstum in Zahlen. Hier gehen wir von Infizierten Personen aus, weil dies das Thema dieses Buches ist.

Wir gehen davon aus, dass die Infizierung nach 6 Tagen eine bestimmte Zahl an Menschen anstecken (Das ist die Basis). Basis 3: Ein Erkrankter – nach Sechs Tagen steckt er 3 Weitere Menschen an.

4.4.1   Exponentielles Wachstum – Basis 4

Basis 4 bedeutet – Eine Person steckt vier weitere Personen an. Die Zahl der Neu-Infizierten-Personen steigt stark an.

Tag	Neue Infizierte	Summe Infizierten Basis 4
0	1	
6	4	5
12	16	21
18	64	85
24	256	341
30	1.024	1.365
36	4.096	5.461
42	16.384	21.845
48	65.536	87.381

Tag	Neue Infizierte	Summe Infizierten Basis 4
54	262.144	349.525
60	1.048.576	1.398.101
66	4.194.304	5.592.405
72	16.777.216	22.369.621
78	67.108.864	89.478.485
84	268.435.456	357.913.941
90	1.073.741.824	1.431.655.765
96	4.294.967.296	5.726.623.061

In diesem Beispiel wären 96 Tagen weltweit fünf Milliarden Menschen infiziert. Die Herden-Immunität weltweit wäre wohl gegeben.

Werden einzelne abgeschottete Länder betrachtet wäre nach 72 Tagen Länder wie Deutschland weitgehend infiziert. Kleinere Länder unwesentlich früher. Es zeigt sich, dass die Zahlen bis etwa 100.000 überschaubar sind . Es dauert etwa 40 Tage. Doch von 100.000 auf 5 Milliarden dauert es kaum länger als diese 40 Tage. Theoretisch.

Nun ist es so, dass das exponentielle Wachstum eben nicht dieses Tempo halten kann. In der Realität liegt ein beschränktes Wachstum vor. Es gibt eine Sättigungsgrenze. Letztlich können sich nicht mehr mehr Menschen infizieren, als es Menschen gibt.

4.4.2 Exponentielles Wachstum – Faktor 2

Tag	Neue Infizierte	Summe Infizierten Basis 2	Tag	Neue Infizierte	Summe Infizierten Basis 2
0	100		66	204.800	409.500
6	200	300	72	409.600	819.100
12	400	700	78	819.200	1.638.300
18	800	1.500	84	1.638.400	3.276.700
24	1.600	3.100	90	3.276.800	6.553.500
30	3.200	6.300	96	6.553.600	13.107.100
36	6.400	12.700	102	13.107.200	26.214.300
42	12.800	25.500	108	26.214.400	52.428.700
48	25.600	51.100	114	52.428.800	104.857.500
54	51.200	102.300	120	104.857.600	209.715.100
60	102.400	204.700	126	209.715.200	419.430.300

Bei Faktor 2 ist das Wachstum etwas gedehnter. Es dauert etwas länger bis sich die Zahl der Personen verdoppelt und bis dieselbe Anzahl an Menschen infiziert sind wie bei Basis 4. Aber auch hier gäbe es in Deutschland nach etwa 108 Tagen Herden-Immunität.

4.4.3 Exponentielles Wachstum – Faktor 1,25

Tag	Neue Infizierte	Summe Infizierten Basis 1,25		Tag	Neue Infizierte	Summe Infizierten Basis 1,25
0	100			84	2.274	10.969
6	125	225		90	2.842	13.811
12	156	381		96	3.553	17.364
18	195	577		102	4.441	21.804
24	244	821		108	5.551	27.356
30	305	1.126		114	6.939	34.294
36	381	1.507		120	8.674	42.968
42	477	1.984		126	10.842	53.810
48	596	2.580		132	13.553	67.363
54	745	3.325		138	16.941	84.303
60	931	4.257		144	21.176	105.479
66	1.164	5.421		150	26.470	131.949
72	1.455	6.876		156	33.087	165.036
78	1.819	8.695				

Bei einem Wachstum von 1,25 ist das Wachstum schon stärker begrenzt. Das Wachstum ist noch immer exponentiell aber die Zeit für eine Verdopplung hat sich bereits deutlich verlängert. (Flatten the Curve)

Nach 100 Tagen sind erst 17.364+ Personen infiziert. Bei Basis 2 sind es 13+ Millionen, bei Basis 3 sogar 65+ Millionen.

4.4.4 Lineares Wachstum – Faktor 1,00

Tag	Neue Infizierte	Summe Infi-zierten Basis 1	Tag	Neue Infizierte	Summe Infi-zierten Basis 1
0	100		54	100	1.000
6	100	200	60	100	1.100
12	100	300	66	100	1.200
18	100	400	72	100	1.300
24	100	500	78	100	1.400
30	100	600	84	100	1.500
36	100	700	90	100	1.600
42	100	800	96	100	1.700
48	100	900			

Hier zeigt sich, dass das Wachstum konstant ist. Die Zahl der Infizierten steigt direkt nachvollziehbar an. Die Ergebnisse sind mit Division und Multiplikation bere-chenbar.

Die Zeit einer Verdoppelung wird immer länger. Von 100 auf 200 sind es 6 Tage, von 200 auf 400 sind es 18 Tage, von 400 auf 800 sind es 42 Tage, 800 auf 1600 sind es 90 Tage etc. Das ist der Grund warum lineares Wachstum quasi ei-nen Stillstand darstellt, während exponentielles Wachstum die Zahlen explodieren lassen.

4.4.5 Exponentielles Wachstum – Faktor 0,90

In diesem Fall handelt es sich um einen negativen Zuwachs. Es werden jedes mal weniger Menschen angesteckt als vorher.

Tag	Neue Infizierte	Summe Infizier-ten Basis 0,9		Tag	Neue Infizierte	Summe Infizier-ten Basis 0,9
0	100			54	39	651
6	90	190		60	35	686
12	81	271		66	31	718
18	73	344		72	28	746
24	66	410		78	25	771
30	59	469		84	23	794
36	53	522		90	21	815
42	48	570		96	19	833
48	43	613		102	17	850

Das Ergebnis ist, die Zahl der neu infizierten Personen sinkt von Periode zu Periode. Sie wird bald 0 erreichen.

4.4.6 Exponentielles Wachstum – Faktor 0,60

In diesem Fall ist das exponentielle Wachstum recht stark – nahe der Halb-wertszeit. Nach wenigen Perioden kommen keine weiteren Infizierten dazu.

Tag	Neue Infizierte	Summe Infizier-ten Basis 0,6		Tag	Neue Infizierte	Summe Infizier-ten Basis 0,6
0	100			48	2	247
6	60	160		54	1	248
12	36	196		60	1	249
18	22	218		66	0	249
24	13	231		72	0	250
30	8	238		78	0	250
36	5	243		84	0	250
42	3	246				

Die Werte werden gerundet dargestellt. 249,4+0,4=249,8 = 250. Faktisch ist das Wachstum zum Erliegen gekommen.

4.4.7 Basis 3 oder 2 oder 1,25

Bei Linearem Wachstum dauert es immer länger bis sich die Werte verdoppeln. In den Fällen 3, 2, oder 1,25 liegt dagegen exponentielles Wachstum vor. Jeder dieser Basen führt dazu, dass sich die Zahlen innerhalb einer konstanten Zeit verdoppeln, das einzige Unterschied ist die benötigte Zeit. Die Kurve wird demnach immer nach oben ausbrechen. Wir betrachten hier das Intervall 6 Tage als eine Periode.

Bei Faktor zwei ist in diesem Fall die Verdopplungszeit trivial 6 Tage.

Bei Faktor 1,25 ist die Verdopplungszeit etwas mehr als 18 Tage.

Bei einem Faktor von 3 ist die Verdopplungszeit etwa vier Tage.

Mathematisch berechnet

$b^x = y$. b die Basis, x der Exponent und y der Potenzwert.

$3^x = 2$ → Wir suchen den Exponenten x. Laut Formelsammlung:: log(2) / log(3) = 0,477 mal 6 Tage = 3,78 Tage.

Abhängig von der Basis dauert die Verdopplung wie in dieser Tabelle gezeigt Perioden. Eine Periode wäre hier etwa 6 Tage.

Basis	Verdopplungszeit	Tage
1,05	14,21	85,2
1,07	10,24	61,5
1,15	4,96	29,8
1,25	3,11	18,6
1,50	1,71	10,3
1,75	1,24	7,4
2,00	1,00	6,0
2,50	0,76	4,5
3,00	0,63	3,8

Tatsächlich betrachtet ist die Verdopplungszeit in Deutschland bei den Infektionen relativ hoch.

- Am 27.03.20 gab es 49.000 Infizierte, am 14.03.20 waren es 4.600.
- das sind 13 Tage.
- 49.000 / 4.600 sind 10,6521739130435.
- Log10 sind 1,02743824834694 / 13 sind 0,079033711411303
- 10 hoch 0,079033711411303 sind 1,19985359454787
- Minus 1 und dann Multipliziert mit 100 ist dies ein Wachstum von 19,9853 pro Tag.
- log(2) / log(1,19985359454787) = 3,80 – Das entspricht also eine Verdoppelung innerhalb von 3,8 Tage. Als Ziel wird eine Verdoppelung höchstens alle 10 Tage ausgegeben.
- 10 ^ (log(2) / 10) = 1,071773462. Das heißt ein 7%-iges Wachstum pro Tag führt zu einer Verdoppelung der Infizierten von 10 Tagen.

5 Schachbrett, Reiskörner und das Virus

Was haben eine Schachbrett, 64 Felder und noch viel mehr Reis mit einem Virus zu tun?

Im Kapitel 4.3 Exponentielles Wachstum wurde mathematisch das exponentielle Wachstum erklärt. Welche Bedeutung hat dieses exponentielle Wachstum im Zusammenhang von der Corona-Pandemie?

Wichtig ist die Erkenntnis, dass die Verdopplungszeit konstant ist, dass heißt alle paar Tage verdoppelt sich die Zahl der Infizierten. Dies ist bei linearem Wachstum nicht der Fall. Hier dauert es immer länger bis die Zahl sich verdoppelt hat.

Die Inkubationszeit eines Erkrankten beträgt im Schnitt 5,2 Tage. Das heißt etwa 5,2 Tage nach einer Infektion treten die ersten Krankheitssymptome auf. Spätestens dann sollten nicht mehr nur Vorsichtsmaßnahmen wie Händewaschen greifen, sondern alle strengere Maßnahmen angewendet werden, niemanden mehr anzustecken, wie zum Beispiel Quarantäne und keine Arztbesuche ohne Absprache. Infizierten Menschen sind jedoch schon mehrere Stunden vor den Symptomen infektiös.

Es wird davon ausgegangen, dass eine Person ohne Maßnahmen 2-3,3 weitere Personen anstecken würde[53] - sagen wir mal im Schnitt 2,5. Wäre dem tatsächlich so, würden also im Schnitt alle fünf Tagen Menschen in diesem Tempo 2,5 weitere angesteckt werden, so wären bereits nach nach 95 Tagen 50 Millionen Menschen in Summe infiziert (60-62% der Menschen in Deutschland und die Herden-Immunität (Siehe 5.2 Herden-Immunität) wäre erreicht.

Das Problem ist, dass es ab dem 60. Tag mehr als 40.000 bestätigte Neu-Infektionen täglich gäbe, was zu einem Kollaps des Gesundheitssystems führen würde.[54] (Siehe2.7.3 Wie leistungsfähig ist das Gesundheitssystem?)

Wären 14 Millionen Menschen gleichzeitig angesteckt, so würde dies innerhalb von 5 Tagen zu weiteren 21 Millionen Fällen führen, und es wären etwa 35-40 Millionen Menschen gleichzeitig krank. Bei einer Sterblichkeit von 4% ohne Behandlungsmöglichkeiten, würden somit 1,5 Millionen Menschen innerhalb von kürzseter Zeit sterben, bei 1% Sterblichkeit wären es noch immer 400.000 und bei 0,3% Sterblichkeit wären es auf 50 Millionen betrachtet auch noch 150.000 Menschen.

5.1 Schlussfolgerung

Durch die Verhinderung von Infektionen lässt sich ein Virus auch eliminieren. Mit SARS-CoV-1 ist dies innerhalb von kurzer Zeit gelungen. Der Vorteil lag darin, dass dieses Virus schwere Krankheitsverläufe erzeugte, sich aber nicht leicht von

---

53 RKI - SARS-CoV-2 Steckbrief zur Coronavirus-Krankheit-2019 (COVID-19)
 (https://www.rki.de/DE/Content/InfAZ/N/Neuartiges_Coronavirus/Steckbrief.html)
54 Coronavirus – unnötiger Alarm bei COVID-19? | Harald Lesch | 20.03.2020
 (https://www.youtube.com/watch?v=Fx11Y4xjDwA)

Mensch zu Mensch übertrug. Das Virus musste von Lunge zu Lunge gelangen, und die Menschen waren erst infektiös, als sie schon schwer erkrankt waren. Bei SARS-CoV-2 ist die Lage eben anders. Das Virus ist infektiös bevor Symptome auftreten. Durch Regeln wie 1-2 Meter Abstand halten, häufiges Händewaschen und dem Meiden körperlicher Nähe zu Menschen, lässt sich die Infektionsrate von ursprünglich 3 oder 4 auf niedrigere Werte drücken. Bei einer Reduktion auf 0 bis 0,3 könnte das Virus innerhalb von 0-3 Wochen plus zwei Wochen Inkubationszeit vollständig aus einer Gesellschaft entfernt werden. Erkrankte müssten noch zwei Wochen ausheilen.

5.2   Herden-Immunität

Das Virus sich nicht mehr exponentiell ausbreiten, sobald 60-70% der Menschen immun sind. Voraussetzung dafür ist, dass ein Mensch nicht mehrfach an dem selben Virus erkrankt – also eine Immunität besteht.

Hintergrund dieser Annahme ist, dass ein Mensch 2-3 Personen ansteckt. Das führt zu dem erklärten exponentiellem Wachstum. Also eine Person steckt 3 an. Diese Drei stecken zusammen Neun an. Diese Neun 27, Diese 27 stecken 81 an und so weiter. Nach neun Stufen haben wir 20.000 angesteckte Menschen, nach 15 Stufen sind es aber schon 14 Millionen. Tatsächlich sinkt der Wert natürlich schon vorher, weil je mehr Menschen angesteckt waren, desto weniger nicht immune Menschen gibt es.

Wenn 2/3 der Bevölkerung immun sind, kann statistisch gesehen ein Infizierter im Durchschnitt nur noch eine weitere Person anstecken. 100 infizierte Menschen stecken 100 Gesunde an, und diese 100 die nächste 100 und diese weitere 100. Nach neun Stufen sind es 1.000 Angesteckte. Nach 15 Stufen sind es 1.500. Kein Vergleich zu den 14 Millionen bei exponentiellem Wachstum.

Großbritannien, Schweden und die Niederlande hatten im März 2020 diesen Weg vorgegeben. Großbritannien hatte mit 290 Toten am 23. März knapp drei mal so viel Tote als Deutschland zu beklagen (Bei 75% der deutschen Bevölkerung), während die Niederlande zum selben Zeitpunkt schon 214 Tote hatten. (Entspräche 986 Toten in Deutschland – Tatsächlich waren es in Deutschland zu dem Zeitpunkt 115 Tote.) Schweden verfolgt diesen Weg noch Ende März. In Schweden gibt es Anfang April zwar relativ gesehen mehr Tote als in anderen Ländern wie Deutschland oder Österreich, aber noch weniger als in Frankreich, Italien oder Spanien. Dafür gibt es im Land aber kaum Einschränkungen. Jedoch breitet sich das Virus in Altenheimen aus.[55] Anfang April hat auch die Regierung in Schweden die Zügel etwas fester angezogen.

Beispielsweise forderte am 29. März der Infektiologe Ansgar Lohse mehr Ansteckungen zuzulassen. Der Bild-Zeitung sagte er: "Die Betreuung von psychisch

---

55   02.04.2020 Nun ist auch Schweden „beunruhigt" – Hunderte in Altenheimen infiziert
      (https://www.welt.de/vermischtes/article206982129/Coronavirus-Schweden-beunruhigt-Hunderte-in-Altenheimen-infiziert.html)

Kranken ist schwieriger geworden, die Familiensituation in engen Räumen birgt extremes Konfliktpotenzial und eine Wirtschaftskrise wirkt sich direkt auf die Sterblichkeit aus." und weiter "Wir müssen zulassen, dass sich diejenigen, für die das Virus am ungefährlichsten ist, zuerst durch eine Ansteckung immunisieren."[56]

Laut Harald Lesch kann sich Deutschland etwa 40.000 Neuinfektionen pro Tag leisten (Siehe 2.7.3 Wie leistungsfähig ist das Gesundheitssystem?). Bei diesem Tempo würde es 1.250 Tage (dies entspricht 3,4 Jahre) dauern bis 50 Mio. Menschen infiziert gewesen wären. Das übersteigt den Zeitraum bis zur vermutlichen Verfügbarkeit eines Impfstoffes.

Wird eine Dunkelziffer von sieben berücksichtigt, wären das 280.000 Neuinfektionen pro Tag. So würde es nur noch 178 Tage oder ein halbes Jahr dauern bis Herden-Immunität herrschte. Kinder und Jugendliche sind was Komplikationen und schwere Krankheitsverläufe betrifft am wenigsten gefährdet, doch auch hier würde es zu schweren Verläufen kommen und auch zu Todesfällen. Ähnliches gilt auch für Menschen Mittleren Altes und gesunde Menschen ohne Vorerkrankungen. (Siehe Kapitel 2.2.7 Ist das Virus für junge Menschen und/oder gesunde Menschen ungefährlich? und Siehe auch Kapitel 12.1 Moral & Philosophie)

---

56 Ansgar Lohse"Müssen mehr Ansteckungen zulassen": Infektiologe will Herdenimmunität schaffen (https://www.focus.de/gesundheit/news/ansgar-lohse-muessen-mehr-ansteckungen-zulassen-infektiologe-will-herdenimmunitaet-schaffen_id_11826174.html)

6 Containment und Mitigation

Der Begriff Containment steht für die Eindämmungen und Mitigation für die Schadensbegrenzung.

Eindämmung bedeutet Infizierte und Erkrankte sehr schnell zu identifizieren und diese Menschen zu isolieren. Im nächsten Schritt werden Kontaktpersonen gesucht. Für diese Direktkontakte werden Maßnahmen vorgegeben, wie sie zu informieren, zu beobachten, zu testen oder unter Quarantäne zu stellen sind. Auch diese Direktkontakte haben Beziehungen zu anderen Menschen (Kontakte der Klasse II). Diese Menschen unterliegen geringeren Restriktionen. Sie müssen aber auch damit rechnen zu Direktkontakten zu werden, wenn ihr ursprünglicher Direktkontakt tatsächlich erkrankt.

Wenn die erste Phase der Eindämmung nicht mehr funktioniert, weil zu viele Menschen gleichzeitig erkrankt sind und die Quellen der Erkrankung und mögliche Kontaktpersonen nicht mehr festgestellt werden können, dann fängt die zweite Phase an: Die „Schadensbegrenzung". Schadensbegrenzung bedeutet, die Ausbreitungsgeschwindigkeit zu verlangsamen. Dafür müssen letztlich Kontakte zwischen den Menschen reduziert werden.

Solange es keine Impfung gibt gilt es die Zahl der Neu-Infizierten möglichst niedrig zu halten, zumindest so niedrig, dass keine Engpässe im Gesundheitssystem entstehen. Es gibt diverse Möglichkeiten und Versuche, die Verbreitung des Virus einzudämmen.

6.1 Immunität vs. Virus-Entfernung

Bevor die Möglichkeiten der Eindämmung angesprochen werden zunächst ein paar Gedanken zur Entscheidung, Menschen zu immunisieren oder das Virus aus der Gesellschaft zu entfernen ohne Immunität aufzubauen.

Eine vorläufige Immunität (durch Impfung oder durch ausgeheilte Erkrankung) hat den Vorteil, dass eine erneute Ansteckung nicht mehr erfolgen kann – zumindest zunächst. Gleichzeitig wird auch eine Grundimmunität aufgebaut, so dass der Körper sich bei ähnlichen Viren leichter wehren kann. Wird das Virus dagegen nur aus einem Gebiet entfernt besteht die Möglichkeit, dass nicht immune Menschen durch eine Neu-Einschleppung erkranken können und dass eine neue Epidemie beginnen könnte.

Beispielsweise hat China nach Angaben aus Regierungskreisen das Virus Ende März 2020 weitgehend unter Kontrolle. Wenn es jedoch unerkannte Herde im Land gibt oder Infizierte aus dem Ausland das Virus wieder ins Land bringen, so ist es natürlich möglich, dass die nächste Welle losgetreten wird. Wieder müssten radikale Maßnahmen eingeleitet werden.

In Deutschland und weiteren Ländern wie Italien ist dies praktisch im Kleinen passiert. Der erste Ausbruch war schnell entdeckt und rasch unter Kontrolle und die Erkrankten erholten sich. Die Kontakte der Erkrankten waren überschaubar und in Italien wurden Flüge aus China eingestellt. In Fällen wie diesen mit 20/30 Infizierten wird natürlich nicht von einer Welle gesprochen.

Dagegen verloren die Länder beim zweite Ausbruch die Kontrolle. Patient 0, die Person, von der die Ansteckung ausging, war und ist noch immer nicht bekannt. Viele Infizierte hielten sich in großen Personengruppen auf und hatten Kontakt zu anderen kontaktfreudigen Menschen. Dies war der Schneeball, der die Lawine auslöste.

Am 12. März 2020 teilte die Bundeskanzlerin Angela Merkel mit, dass „60 bis 70 Prozent der Bevölkerung infiziert werden könnten".[57] Diese Aussage kann dadurch motiviert sein, dass die Regierung keine Chance sieht, das Virus im Land zu eliminieren oder dass es weltweit nicht mehr zu eliminieren ist. Oder aber die Regierung hält es für das kleinere Übel, dass sich 60-70% der Menschen infizieren. Dies ist natürlich auf der einen Seite leichter zu handhaben, weil die üblichen Abläufe der Gesellschaft nicht immer wieder auf Eis gelegt werden müssen. Dies führt aber auch zu vermeidbaren Todesfällen. Der Preis der Eliminierung dagegen ist wirtschaftlich gesehen ein sehr hoher. Geschäfte müssen schließen, Menschen dürfen sich nicht mehr frei bewegen und sich nicht mehr versammeln. Kulturelle Veranstaltungen wie Messen oder Sportspiele müssen abgesagt werden und Museen, Schulen, Kitas und ähnliche Einrichtungen müssen schließen. Dies verhindert zunächst Todesfälle. Jedoch müssen solche Lockdowns eine gewisse Zeit andauern. Wenn eine neue Epidemie droht, so müssen sie wiederholt werden. Zudem ist in einer globalen Welt vermutlich unmöglich zu verhindern, dass das Virus wieder ins Land kommt. Gerade die Situation in Afrika oder Syrien ist im April 2020 sehr unübersichtlich.

Wenn sich in einem Land nur sehr wenige Menschen – wie zum Beispiel 1% - mit dem Virus anstecken, dann fehlt die Grund-Immunität für ähnliche Viren in der Zukunft. Das dürften letztlich die Gründe sein, warum eine Regierung es tatsächlich zulassen möchte oder muss, dass sich 60-70% der Bevölkerung infizieren werden.

---

57 12.03.2020 „60 bis 70 Prozent der Bevölkerung könnten infiziert werden"
    (https://www.welt.de/politik/deutschland/video206489421/Merkel-zu-Corona-60-bis-70-Prozent-der-
    Bevoelkerung-koennten-infiziert-werden.html)

6.2   Kann das Virus aus einer Gesellschaft vollständig entfernt werden?

Wenn das Virus in einer Stadt, einem Bundesland oder einem Land ist, ließe es sich natürlich aus dieser Gesellschaft vollständig entfernen. Würden alle Menschen im Land für ca. 28-56 Tage isoliert sein, könnte das Virus auf keinen anderen Menschen überspringen und es würde aus der Gesellschaft verschwinden. Sofern das Virus nicht in Wildtieren befindet. Dies gilt ferner nur unter der Bedingung, dass es nicht aus einer anderen Stadt, einem anderen Bundesland oder einem anderen Land wieder eingeschleppt wird. Das Virus weltweit ohne Impfung in den Griff zu bekomme scheint dagegen in keinem Fall realistisch. Gerade weil zum Beispiel Länder wie Turkmenistan oder Weißrussland gar nichts oder wenig für seine Bekämpfung unternehmen.

6.3   Flatten-the-Curve

Sofern die Maßnahmen zur Eindämmung scheitern, und sich jeden Tag mehr und mehr Menschen infizieren (exponentiell) fängt die Phase 2 an. Das ist die Schadensbegrenzung. In diesem Fall sind viel mehr Menschen von den Maßnahmen betroffen als nur die Infizierten und deren Kontaktpersonen.

Flatten-the-Curve bedeutet den Anstieg Infizierter und folglich schwer Erkrankter flach(er) zu halten, um das Gesundheitssystem nicht zu überlasten. Ziel ist es Zeit zu gewinnen.

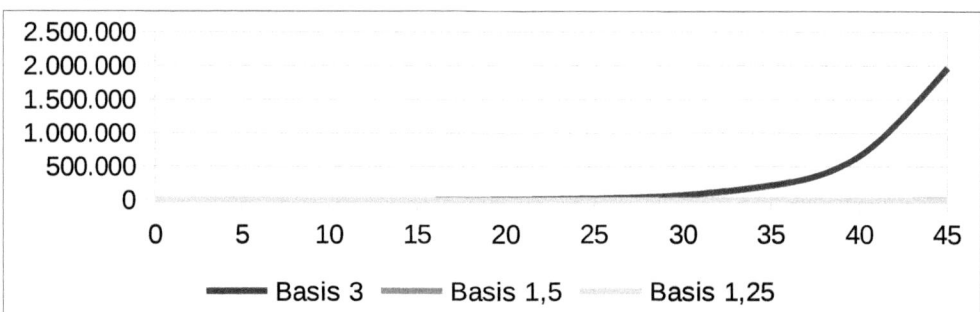

Diese erste Grafik zeigt, wie sich innerhalb von 45 Tagen 2,5 Millionen Menschen bei Basis drei neu anstecken – also ein Patient steckt drei Personen an. Wir gehen zu Beginn von 100 Infizierten aus und alle fünf Tage werden Menschen neu angesteckt.

Gleiche Grafik – anderer Maßstab: Während hier die Basis drei-Kurve schon durch die Decke geht, ist die Basis 1,5 oder 1,25 noch beherrschbar. Nach 45 Tagen werden weniger als 5.000 Menschen täglich neu infiziert.

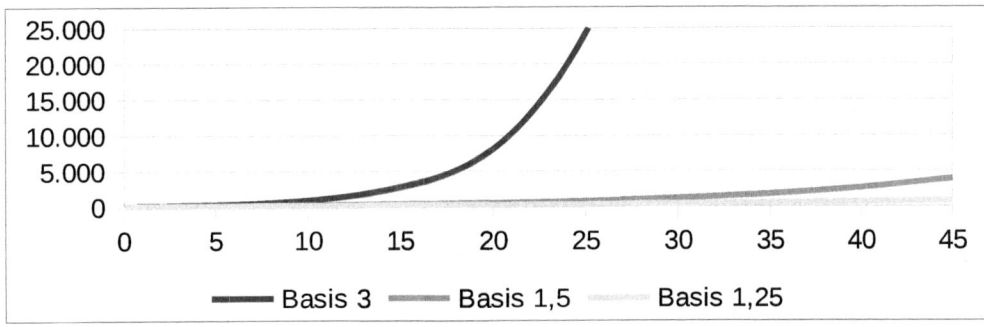

Bei noch kleinerem Maßstab wird offensichtlich, dass sich nach 45 Tagen bei Basis 1,25 gerade noch etwas mehr als 500 Menschen täglich neu infizieren. Zur Erinnerung bei Basis drei sind es nach 45 Tagen über 2 Millionen jeden Tag.

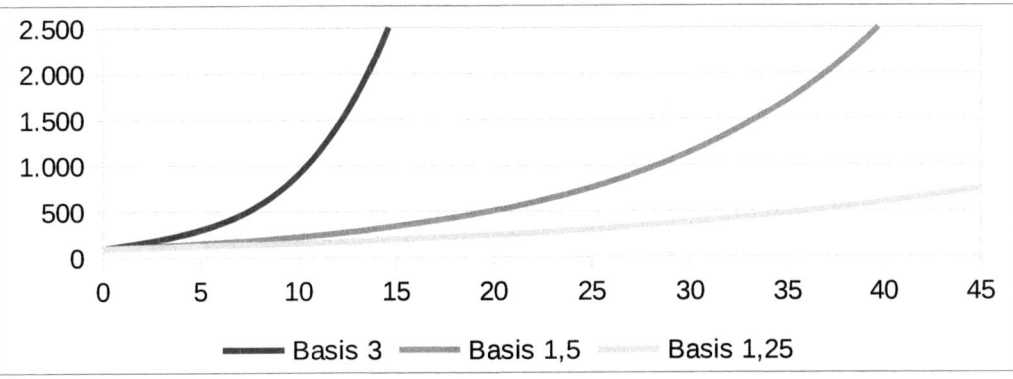

Flatten-the-Curve hat zum Ziel, die Verdopplungszeit der Infektionen zu verlängern. Teilweise haben sich die Zahlen anfangs innerhalb von 2-3 Tagen verdoppelt. Als Ziel von Angela Merkel wurden 10 Tage ausgegeben. Wissenschaftler befürworten sogar 12-14 Tage. Vom 24. bis zum 31. März stiegen die Zahlen von 33.000 auf 71.000. Somit lag hier die Verdopplungszeit bei etwas weniger als 7 Tagen.

Ein Nachteil von Flatten-the-Curve ist, dass die Dauer des Abflachens symmetrisch ist, das heißt je länger es dauert bis die Spitze erreicht ist, desto länger dauert auch der Abschwung.

Bei 40.000 neuen Infizierten pro Tag, dauert es 1.500 Tage bis sich 60 Millionen infiziert haben. Bei 400.000 sind es nur 150 Tage. Das deutsche Gesundheitssystem verkraftet etwa 40.000 bestätigte Infizierte am Tag, also Patienten, die tatsächlich Gründe haben, sich testen zu lassen und positiv getestet werden.

Anmerkung: Ist die Zahl der Infizierten bereits sehr hoch, zum Beispiel 8 Millionen, so würde es relativ lange dauern, bis hier eine Verdopplung erkennbar wäre, wenn ein neuer Herd ausbräche. Wären in einer Region 100 Menschen infiziert und würde das Virus quer durch Deutschland übertragen werden, wären innerhalb kürzester Zeit 100.000 Menschen und mehr infiziert – aber es hätte keine Auswirkung auf die Verdopplung. Daher ist der tägliche Zuwachs zu beobachten. Oder ein Zeitraum wie zum Beispiel die letzten 14 oder 40 Tage.

6.4   Wirksamkeit von Maßnahmen

Maßnahmen wie das Schließen von Schulen, sowie milde oder harte Ausgangssperren wirken nicht sofort. Vom 15. März auf den 22. März stiegen die Zahlen von 5.800 auf 24.900. Das war ein Zuwachs von 23% pro Tag. Vom 22. März auf den 29. März stiegen die Zahlen auf 58.700. Das war ein Zuwachs von 13% pro Tag. Vom 29. März auf den 2. April stiegen die Zahlen auf 84.788. Das war ein Zuwachs von 9,6% pro Tag.

Die Auswirkung von Maßnahmen, die am 21. März eingeführt wurden, sind etwa 10 Tage später zu erkennen. Denn bis ein infizierter Mensch in die Statistik kommt – das dauert! Am Anfang steht die Infektion, die Inkubationszeit beträgt 5-6 Tage. Bis der Patient getestet ist und das Ergebnis zur Verfügung steht vergehen weitere 2-3 Tage. Danach muss das Ergebnis gemeldet werden, was auch etwa 1-2 Tage dauert. In Summe sind das 8-11 Tage. Somit erklären sich die etwa zehn Tage Verzögerung.

Am 3. April 2020 meldete das RKI, R0 sei auf 1 gesunken.[58] Dies würde bedeuten, dass das exponentielle Wachstum vorläufig gestoppt wäre. (Er meinte wohl R; R0 Ist die maximale Geschwindigkeit einer Ausbreitung)

6.5   Testen

Eine der wichtigsten Möglichkeiten wäre es, Infizierte Menschen zu finden. Dies geht über das Testen. Wer positiv ist kommt in Quarantäne. Hier müssen gegebenenfalls viele Menschen öfters getestet werden - insbesondere medizinisches Personal und Pflegepersonal. Das Problem bei COVID-19 ist, dass die Tests im negativen Fall zu oft falsch sind (Falsch-Negativ). Dies liegt teilweise auch an Bedienungsfehlern, teilweise weil die Test zu spät stattfindet und sich nicht mehr genug Viren im Rachen befinden. Stattdessen müssen Proben aus der Lunge genommen werden. Entweder durch heraus husten oder durch eine Lungenspiegelung.

6.5.1   Viel Testen

Südkorea hat die Verbreitung des Virus durch sehr viele Tests sehr gut in den Griff bekommen. Als Folge ergeben sich weniger und auch kürzere Isolationsmaßnahmen.

---

58   03.04.2020 Robert Koch-Institut Update vom 03.04.2020 zur Corona-Krise
https://www.youtube.com/watch?v=nu0gIhKRy04 – Ab Minute 14.

Hierzu bedarf es erstens der Möglichkeit viel und öfters zu testen. Zweitens muss der Test sehr zuverlässig sein. Er sollte vor allem auch sehr selten Falsch-Negativ sein. Zudem sollte die Bevölkerung aktiv mitmachen, und sich bei Symptomen schnell bei den Behörden melden.

6.5.2 Schnelltests

Bosch hat Ende März 2020 einen Schnelltest entwickelt. Dieser soll innerhalb von 2,5 Stunden ein zu 95%-valides Ergebnis abliefern.[59] Sofern sich die Kosten dieses Tests im Rahmen halten (Ein Einstelliger Euro-Betrag) könnten damit sehr viele Menschen und insbesondere Nutzer von öffentlichen Fernverkehrsmittel getestet werden. Dieser Test ist auch für medizinisches Personal oder für Besucher von Alters- und Pflegeheimen sinnvoll. Aber auch Besucher betagter Verwandter und Freunde könnten sich leicht vorher testen. Die Erkrankten würden dann in Quarantäne kommen und nicht ihre Verwandten und Freunde besuchen. Sie könnten andere Menschen nicht anstecken.

Aus gesellschaftlicher Sicht wäre es kein Drama, wenn zwei oder fünf dieser Schnelltests fehlerhaft wären und diese Menschen doch andere anstecken. Aus individueller Sicht sieht es natürlich ganz anders aus. Der Mensch mit guten Vorsätzen könnte dennoch einen lieben Menschen infizieren und in Lebensgefahr bringen.

6.5.3 Antikörpertests

Antikörpertests dienen dazu festzustellen, ob im Körper eines Menschen Antikörper gegen ein Virus gebildet sind. Damit lässt sich Immunität anzeigen. Corona-Antikörper-Teste liefern Falsch-Positive Ergebnisse bei anderen Corona-Viren. Der Antikörpertest ist ein Indikator. Insbesondere nach frischer Infektion – etwa einen Monat lang. Dabei handelt es sich um alte bekannte Erkältungs-Corona-Viren.

6.5.4 Temperaturkontrollen

Bei Reisenden mit öffentlichen Verkehrsmitteln und Einreisenden wird in manchen Ländern der Körper kontaktlos gemessen. Frisch infizierte Menschen, die schon infektiös sind, können damit gegebenenfalls nicht erkannt werden, auch weil nicht jeder Kranke Fieber bekommt. Andere, die aus anderen Gründen Fieber haben aber das gesuchte Virus nicht aufweisen würden erst einmal verdächtig werden und gegebenenfalls in Quarantäne kommen.

Kritiker sagen, dass die Temperaturkontrollen wenig Wirkung hätten.

6.6 Kontaktpersonen finden

Mit dem Finden von Kontaktpersonen können diese dann in Quarantäne gebracht werden, damit sie nicht weitere Menschen anstecken.

---

59 Bosch stellt Schnelltest vor – Ergebnis in zweieinhalb Stunden
    (https://www.welt.de/wirtschaft/article206809007/Coronavirus-Bosch-stellt-Schnelltest-vor-Ergebnis-in-zweieinhalb-Stunden.html)

6.6.1 Kontaktpersonen konventionell suchen

In Deutschland wurde beim Auftreten von Infektionen konventionell versucht, Kontaktpersonen zu ermitteln. Dies beinhaltet folgende Fragen: Wo hat sich die Person angesteckt? Mit wem hatte sie seit da Kontakt. Dieser Kontakt muss meistens länger sein, etwa 15 Minuten. Oder der Infizierte müsste eine Person angehustet oder angeniest haben. Weitere kritischen Kontaktmöglichkeiten sind zum Beispiel gemeinsamer Aufenthalt in engen Räumen wie Aufzügen, aber auch wenn Infizierte ihr Besteck oder seine Zahnbürste teilen.

Die gefundenen Kontakte, unter ihnen auch Angela Merkel, wurden präventiv in Quarantäne geschickt.

Die Kontaktpersonen der Menschen, die präventiv in Quarantäne kommen, wurden nicht direkt auch in Quarantäne geschickt. Sie sollten aber kritisch selbst die Situation regelmäßig beobachten. Zudem durften sie nicht in Pflegeheime, Krankenhäuser und Altenheime gehen. Der Nachteil dieser Vorgehensweise ist beim Medizinpersonal erkennbar. Wenn eine Krankenschwester Kontakt zu einem infizierten Patienten hatte, wurde sie 14 Tage aus dem Verkehr gezogen. Dies verschärfte das Personalproblem im Medizinischen Bereich. Ferner ist diese Vorgehensweise aufwändig. Die ersten Fälle konnten so eingegrenzt werden. Als dann viele kleine „Nester" auftraten – und sich täglich hunderte Menschen infizierten – war dies nicht mehr möglich.

Bei 200-350 aktiven Fälle und entsprechend 100 bis 200 neu Infizierten pro Tag lässt sich so die Epidemie durch Rückverfolgungen und präventive Quarantäne nicht mehr im Griff behalten. Wenn es mehr als 200 neue Infektionen pro Tag sind ist die Eindämmung das Virus durch das Kappen der Infektionsketten nicht mehr möglich. Ziel muss es dann sein, die Zahlen in wieder auf diese Höhe zu drücken. Dies geht nur mit diversen Einschränkungen des normalen Lebens.[60]

6.6.2 Nachverfolgung – Kontaktpersonen orten mit Mobilfunknetzen

In Südkorea und auch auch China wurden Kontakte von Infizierten durch Mobilfunknetze gesucht.

Nachteile sind: Zu viele Menschen werden gefunden. Viele Nicht-Infizierte werden in Stress versetzt. Körperliche Nähe alleine reicht nicht für eine Infizierung. Weitere Probleme ergeben sich durch die Einschränkung der bürgerlichen Rechte und die Verletzung des Datenschutzes. Eigentlich unerwünschte Bewegungsprofile können erstellt werden.

6.6.3 Corona-App

Aus den genannten Gründen wurden Corona-Apps entwickelt.

Funktionsweise: Die App wird freiwillig auf Smartphones installiert. Die App prüft per Bluetooth wer, wie weit und wie lange in der Nähe war und diese App

---

60   https://www.youtube.com/watch?v=UGyYMwmn8Kc

auch installiert hatte. Die Daten werden anonymisiert etwa 14 Tage lang auf dem eigenen Smartphone gespeichert. Im Falle einer eigenen Infektion können alle Kontakte anonym informiert werden und sich dann in Quarantäne begeben.

Nachteile sind: Viele Menschen werden gefunden. Viele Nicht-Infizierte werden in Stress versetzt. Körperliche Nähe alleine reicht nicht für eine Infizierung. Auch ist eine Infizierung bei einer infizierten Kontaktperson relativ ausgeschlossen wenn eine Trennscheibe zwischen den beiden Menschen steht. Dasselbe gilt wenn die Personen Rücken an Rücken stehen oder bei einer Unterhaltung in verschiedene Richtungen sprechen.

Viele werden die App ablehnen, weil ein Kontakt zu einem Infizierten zur Folge hat, dass die Kontaktpersonen zwangsweise für 14 Tage in Quarantäne müssen. Menschen ohne Smartphone können einen Schlüsselanhänger erhalten, der die Funktionalität der App übernimmt. Es könnte zwar sein, dass die App oder der Schlüsselanhänger nicht verpflichtend installiert respektive getragen werden müssen, aber es könnten Disziplinierungsmaßnahmen erfolgen. Beispielsweise die Benutzung von vollen Bussen und Bahnen nur mit App oder der Besuch von Museen nur mit aktiver App oder der Besuch beim Arzt nur mit App. Politiker können sehr kreativ sein. Mitte April kursiert das Gerücht, dass Apple und Google die App in des Betriebssystem integrieren wollen.

6.7   Gruppen-Immunität

Laut Angela Merkel läuft es ohnehin darauf hinaus, dass in ein paar Jahren 60-70% der Menschen in Deutschland eine Infektion durchgemacht haben werden. Daher spricht wohl auch einiges dafür, einen Teil der Bevölkerung, absichtlich zu infizieren oder eine Infektion zuzulassen.

Menschen mit Vorerkrankungen, ältere Menschen (etwa 50+) würden natürlich ein paar Wochen oder wenige Monate isoliert werden und so vor einer Ansteckung geschützt.

Die drei wichtigsten Vorteile einer überstandenen Infektion sind: Immunität, Immunität und Immunität. Menschen mit Immunität könnten zur Belohnung von Maßnahmen befreit werden. Absichtliche Infektionen könnten kontrolliert werden und nach der Genesung wäre klar, dass diese Menschen immun sind. Infizierte Menschen würden gezielt 2-3 Wochen in Quarantäne sein. Absichtliche Infektionen würden nur dann geschehen, wenn der Patient nicht Grippe oder Schnupfen oder einen anderen Infekt hat.

Die Virendosis und der Infektionspfad sind zwei entscheidende Faktoren, wie schwer eine Infektion oder Krankheit wird.[61] Bei einer absichtlichen Infektion können beide gezielt gesteuert werden. Es muss eine Dosis gefunden werden, die zur

---

61   Spitzen-Forscher finden 5 Faktoren: Was den Verlauf von Covid-19 bestimmt
    (https://www.focus.de/gesundheit/news/keine-individuelle-prognose-moeglich-viruslast-genetik-
    inkubation-diese-5-faktoren-entscheiden-ueber-verlauf-von-covid-19_id_11878934.html)

Immunität führt und dies sollte über einen Weg gehen, der milden Verläufe nach sich zieht.

Bei der Gruppen-Immunität würde zunächst Freiwillige junge Erwachsene (bis etwa 40 Jahren) mit einer niedrigen Dosis SARS-CoV-2 angesteckt werden. Parallel dazu könnten auch Medikamente oder gespendete Antikörper den Patienten zusätzlich unterstützen. Auch Ärzte und Pflegepersonal könnten sich langsam gezielt durchinfizieren. Im nächsten Schritt würden sich Kinder im Kindergarten über normale Infektionen durch Kontakt zu anderen Kindern infizieren. Das wären Kinder mit oder ohne Geschwistern von jungen Eltern – also deren Kontakte auch nicht Risikogruppen angehören. Danach könnten auch freiwillige Jugendliche unter 20 gezielt infiziert werden. Bei diesen Gruppe entstehen kaum Komplikationen. Die infizierten Jugendlichen würden beobachtet und schwerere Fälle würden umgehend behandelt werden. In den Folgeschritten würden dann Menschen von 20-50 durchinfiziert. Auch hier würden Kinder, Jugendliche und deren Eltern aus Risikogruppen außen vor gelassen werden.

Somit wären kontrolliert relativ viele Menschen in überschaubarer Zeit immun. Kinder und Jugendliche könnten ihre Großeltern nicht mehr anstecken.

Tatsächlich sind Komplikationen bei jungen Menschen gering, aber nicht ausgeschlossen. Somit wäre dies im Falle von Komplikationen eine bewusste Inkaufnahme von Körperverletzung oder gar Todesfällen. Die Risiken könnten mit diversen Maßnahmen verringert werden. Es ist davon auszugehen, dass Menschen mit Komplikationen auch ohne gezielte Ansteckung Probleme bekommen, wenn sie sich auf natürlichem anstecken würden. Infektionen gehören zu den Gefahren des Lebens. Sie lassen sich vollständig nicht verhindern, sofern nicht der Lockdown die neue Normalität werden soll.

Diese Vorgehensweise wäre gegebenenfalls sinnvoll wenn die Entwicklung eines Impfstoffes längere Zeit in Anspruch nehmen würde.

Siehe dazu auch das Kapitel 12.1 Moral & Philosophie

6.8   Isolation

Unter Isolation ist der Versuch zu verstehen, Menschen voneinander fernzuhalten, wenn nicht bekannt ist, wer infiziert ist und wer nicht.

6.8.1   Abschottung

China hat die am stärksten betroffene Provinz Hubei, in der die Stadt Wuhan liegt, mit 43 Millionen Menschen am 23. Januar 2020 abgeschottet. (Die Provinz Hubei hat 57,2 Mio. Einwohner, die Stadt Wuhan rund 8 Mio. und die Metropolregion Wuhan 10,7 Mio. Einwohner) Die Menschen in dieser Region durften ihre Städte nicht mehr verlassen. Öffentliche Verkehrsmittel fuhren nicht mehr. Damals betrug die Zahl der bekannten Infizierten 900. [62]

Tatsächlich waren aber wegen des chinesischen Neujahrsfests viele Menschen gar nicht in der Stadt, sondern sind zu ihren Familien in anderen Regionen gereist Ähnliches wurde auch zunächst in Norditalien probiert und dann im ganzen Land. Während China nach offiziellen Angaben die Infektionen scheinbar in den Griff bekam, hat dies in Italien zunächst nicht funktioniert. Entweder war China geschickter oder die Zahlen Chinas waren geschönt und die Epidemie überhaupt nicht im Griff war. Viele Wissenschaftler vermuten zweiteres, andere dagegen glauben den offiziellen chinesischen Verlautbarungen.

Die Abschottung in China beinhaltete auch sehr strenge Ausgangssperren. In Norditalien durften die Menschen noch zur Arbeit, einkaufen oder zum Arzt. Dies wurde auch streng überwacht.

6.8.2 Kontaktverbote

Kontaktverbote gelten für Gruppen von Menschen. In Deutschland dürfen Mitglieder eines Haushaltes beliebig miteinander sozial interagieren. In den meisten deutschen Bundesländern dürfen nur zwei, die nicht im selben Haushalt leben, gemeinsame Aktivität nachgehen, wobei hier ein Mindestabstand empfohlen wird. In Bayern, Sachsen und dem Saarland sind Besuche einzelner Personen formal nicht gestattet. Tatsächlich dürfte dies aber kaum zu überprüfbar sein. Es soll auch zu Denunziationen gekommen sein, wo Nachbarn fremde Autos bei der Polizei angezeigt haben. Niedersachsen wollte vor Ostern ein Besuchsverbot anordnen, ist aber wegen Protesten wieder davon abgekommen.

6.8.3 Ausgangseinschränkungen

In Deutschland gibt es seit Ende März Ausgangseinschränkungen und auch teilweise Ausgangssperren.

Jedoch sind diese Sperren nicht absolut. Die Menschen dürfen weiterhin zur Arbeit und Einkaufen gehen. Sie dürfen auch spazieren gehen oder Sport machen. Jedoch nur alleine, mit der Kernfamilie oder mit maximal einer Person, die nicht im Haushalt lebt.

6.8.4 Ausgangssperren

In Bayern, Sachsen, Sachsen-Anhalt, Brandenburg, Berlin und dem Saarland gelten nicht nur Ausgangsbeschränkungen und Kontaktsperren sondern sogar Ausgangssperren. Dies zieht gewisse Probleme nach sich. Beispielsweise verbietet diese Bundesländer, das Verlassen der Wohnung ohne triftigen Grund. Triftige Gründe sind unter anderem auch Sport, Bewegung, Fahrten zum Einkaufen oder

---

62 Coronavirus breitet sich aus : China schottet mehr als 43 Millionen Menschen ab
(https://rp-online.de/panorama/ausland/coronavirus-breitet-sich-aus-china-schottet-mehr-als-43-millionen-menschen-ab_aid-48525435)

zum Arzt. Das Besuchen anderer Menschen ist nicht gestattet. Zur Bewegung dürfen die Wohnungen verlassen werden. Verboten ist aber schon das Sitzen auf der Bank mit einem Buch oder auf der Wiese – selbst alleine. Dürfen Menschen aus Bayern nach Hessen oder Baden-Württemberg reisen, wo solche strenge Regeln nicht gelten zum Einkaufen zum Beispiel? Die Fahrt zurück nach Hause wäre ein triftiger Grund. Menschen aus den andren Bundesländer dürfen faktisch auch nicht aus zwischenmenschlichen Gründen nach Bayern reisen. Für Bayern ist ein Reifenwechsel von Winter auf Sommerreifen kein triftiger Grund. Umzugsfirmen dürfen einen Umzug durchführen – mit Freunden ist das eher nicht erlaubt.

Länder wie Spanien, Italien und Frankreich versuchen mit strengeren Ausgangssperren die Situation unter Kontrolle zu bekommen. In Italien und Spanien wurden Teile der nicht lebensnotwendigen wirtschaftlichen Aktivitäten zeitweise heruntergefahren. In Bosnien und Herzegowina gelten generelle Ausgangssperren von 18:00 / 20:00 Uhr bis 05:00 Uhr.

6.8.5 Bedingte Isolation

In Großbritannien und anderen Ländern war geplant, ältere Menschen ab 70 und Menschen mit gesundheitlichen Risiken wochenlang in Isolation zu schicken. Währenddessen sollten sich die Jüngeren immunisieren. In Serbien wurde für Senioren über 65 Jahren eine absolute Ausgangssperre verhängt. Für die Überschreitung dieser Verordnung musste eine Geldbuße bis 1.300 Euro bezahlt werden bei im Schnitt 350 Euro Rente pro Monat. Diese Kontrollen wurden durch die Militärpolizei mit schussbereiten Maschinenpistolen durchgesetzt. In Bosnien und Herzegowina gab es Ausgangssperren für unter 18-Jährige und über 65-Jährige. In dem Land durften über 65-Jährige auch kein Auto fahren. Im Schweizer Kanton Uri für Menschen über 65 ab 18:00 Uhr. In der Türkei galt eine Ausgangssperre für über 65-Jährige und chronisch Kranke.

Diese Vorgehensweise hat den Nachteil, dass sie zu einer zwei Klassen-Gesellschaft führen. Menschen über 65 oder über 70 sind mündige Bürger. Sie haben ebenfalls Rechte und können sich sehr wohl selbst außerhalb ihrer Wohnung schützen (Schutzmaske, Sicherheitsabstand, Händewaschen usw.) Zudem gibt es sehr wohl auch Menschen über 70, die aktiv sind und ein sehr gutes Immunsystem haben. Es gibt auf der anderen Seite auch Menschen mit 40 oder 50 die raus dürften, es aber besser nicht tun sollten.

6.8.6 Quarantäne

Die ersten Isolierungen in Europa waren Quarantänen bei der Einreise. Mehrere Länder haben typischerweise eine 14-tägige Quarantänen eingeführt. Diese musste in Eigenverantwortung angetreten werden oder wurden in Krankenhäusern/ bestimmten Gebäuden durchgeführt. In Russland gab es beispielsweise Fluchtversuche wegen unzureichender Internetanbindung.[63]

---

63 12.02.2020 Kein WLAN – Russin knackt Elektronik-Sperre und flieht aus Klinik
   (https://www.welt.de/vermischtes/article205802247/Coronavirus-Zwei-Russinnen-fliehen-aus-

6.8.7 Reiseverbote

Immer mehr Länder haben begonnen, Reiseverbote zu erlassen. Dazu zählen Einreiseverbote, aber auch Ausreiseverbote. Beispielsweise hat Deutschland die Grenzen zu Österreich, Frankreich, Dänemark und Luxemburg geschlossen. Dabei gibt es jedoch diverse Ausnahmen. Arbeits-Pendler dürfen weiterhin über die Grenzen gehen. Waren durften ebenfalls transportiert werden, somit galten die Einreiseverbote für Fahrer nicht. Die Grenzen zu Belgien und den Niederlanden blieben offen.

Unter anderem haben Polen, Tschechien und Dänemark Einreiseverbote erlassen. In der Folge bildeten sich an den Grenzen zu Polen bilden sich Kilometerlange Staus.

6.8.8 Mundschutz

Der Mundschutz ermöglicht eine bedingt mobile Isolation. Einfache OP-Masken und auch selbst genähte Masken dienen zum Schutz anderer, wenn man selbst (ohne es zu wissen) infiziert ist. Für den Eigenschutz sind sie nicht 100% geeignet, auch weil Luft von der Seite unter die Maske eindringen kann.

FFP2-Masken haben einen Filter und können den Träger vor Infektionen schützen. Da die ausgeatmete Luft nicht gefiltert ist, bieten sie für die Umgebung keinen Schutz. Diese Masken sind zudem nicht sehr praktisch, weil das Atmen durch den Filter entsprechend erschwert ist. Ferner herrscht ein Mangel an den Masken, die Preise sind exorbitant gestiegen von 70 Cent pro Maske auf über 13 Euro. Die USA kaufen auch rigoros Masken und Atemgeräte auf dem Weltmarkt auf. Probleme gibt es auch mit gefälschten Masken, die keinen Schutz bieten.

In Österreich wurden einfache Masken zunächst beim Einkaufen später für den öffentlichen Verkehr verpflichtend eingeführt. Gleiches gilt für die Stadt Jena. In Wuhan war Atemschutz auch verpflichtend. Ohnehin tragen in Asien sehr viele Menschen freiwillig Atemschutzmasken.

6.8.9 Grenzschließungen

Grenzschließungen und Einreiseverbote sind Isolationen im Großen. Beispielsweise haben Nordkorea und Russland ihre Grenzen zu China schon frühzeitig geschlossen.

Donald Trump hat zunächst die Grenzen für Einreisende aus China geschlossen. Später für die meisten EU-Länder und kurze Zeit später für weitere EU-Länder und europäische Länder. Die Grenze zu Mexiko wurde geschlossen und auch eine Grenzschließung auch zu Kanada wurde in Erwägung gezogen.

Länder wie Österreich oder Slowenien haben von Transitfahrten abgesehen Einreisen verboten. Alternativ dazu konnten Reisende frische, 3-4 Tage alte Atteste vorlegen, die bestätigen nicht Positiv auf das Virus getestet worden zu sein.

Quarantaene-im-Krankenhaus.html)

Dänemark und osteuropäische Länder wie Polen, Ungarn, Tschechien haben ihre Grenzen auch geschlossen.

Deutschland hat auch nachgezogen. Die Grenzen nach Frankreich, Dänemark, Luxemburg, Österreich und die Schweiz durften nur noch bei vorliegendem Grund übertreten werden.

Innerdeutsch wurden Touristen von den Inseln quasi vertrieben. Mecklenburg-Vorpommern und Schleswig-Holstein haben zudem Einreisen von Deutschen ohne Erstwohnsitz untersagt. Die Bayrischen Maßnahmen sagen de facto selbiges aus. Fahrten zur Zweitwohnung sind kein triftiger Grund. Ohnehin durften in den meisten Bundesländern Touristen nicht mehr ohne weiteres in Hotels übernachten.

Italien hat auch frühzeitig Flüge aus China untersagt. Italien hat sich sicher gefühlt. Aber: Das Virus war schon im Land und ist unter dem Radar übersehen worden.

6.8.10 Unterdruckkammern

Viren von in Unterdruckkammern unterbrachten Patienten können nicht außerhalb der Kammer gelangen, weil die Luft immer von außen in die Kammer fließt. Damit werden nicht erkrankte vor Infektionen außerhalb der Kammer geschützt.

6.9 Impfungen

Die dauerhafte Isolation von großen Teilen der Bevölkerung ist nicht umsetzbar, auch nicht „nur" für ältere Menschen und für mit Vorerkrankungen behaftete, von denen ja Millionen im Land leben. In einem freiheitlich-demokratischen Staat wie Deutschland ist dies nicht einmal vorstellbar. Die vollständige Ausrottung des Virus scheint kurzfristig nicht realistisch zu sein. Um in Deutschland die Herden-Immunität zu erreichen – also 50 bis 58 Millionen erkrankte Menschen – würden es – bei einer schonenden Ausbreitung – über drei bis fünf Jahre dauern, bei einer Sterblichkeit von 0,3% würden etwa 150.000 bis 174.000 Menschen sterben. Dies lässt sich letztlich nur vermeiden, wenn es eine Impfung gibt und Risikogruppen geimpft werden. (Siehe auch 6.11 Entwicklung eines Impfstoffs) Um Zeit für einen Impfstoff zu gewinnen wird versucht, die Infektionszahlen langsamer ansteigen zu lassen.

6.10 Behandlung Erkrankter

Bei den meisten Vireninfektionen muss der Körper letztlich mit den Viren alleine fertig werden. Medikamente sind nicht einfach zu finden und haben oft Nebenwirkungen.

6.10.1 Antikörper-Therapie

Ende März wurde versucht, aus dem Blut-Plasma wieder Gesundeter Antikörper zu gewinnen. Diese wurden Erkrankten injiziert. Die Anti-Körper würden Viren abfangen, bevor sie in die Zellen eindringen und sich dort vermehren lassen.

6.10.2 Antivirale Medikamente

Antivirale Medikamente helfen meistens in der ersten Phase der Ansteckung die Zahl der Viren kleiner zu halten als ohne Medikament. Das hilft dem Immunsystem die Viren leichter unter Kontrolle zu bekommen. Eventuell könnte auch ein Medikament entwickelt werden, das verhindert, das das Virus die Lunge befällt. Damit wäre es faktisch sehr harmlos. Da sich Viren bezüglich ihrer Oberfläche sehr voneinander unterscheiden und durch Mutationen immer neue Oberflächen entstehen ist der Angriff über diesen Weg sehr kompliziert. Das Enzym, welches für die Vermehrung essentiell ist, ist dagegen bei vielen Viren sehr ähnlich.

6.11 Entwicklung eines Impfstoffs

Einen Impfstoff zu entwickeln wird wahrscheinlich 18 Monate dauern, dies wäre demnach Mitte 2021 plus/minus ein paar Monate. Aufgrund der aktuellen Corona-Pandemie gibt es Forderungen, weniger streng bei der Zulassung zu sein. Die 43-jährige Jennifer Haller ist die erste freiwillige Testperson in den USA, die einen möglichen Impfstoff gegen das neuartige Corona-Virus verabreicht bekommen hat. Insgesamt wird der Impfstoff an 45 Personen zwischen 18 und 55 Jahren getestet. Der Test besteht aus zwei injizierten Dosen von bis zu einem halben Milligramm. Die Freiwilligen werden ein Jahr lang beobachtet. Dieses Zulassungs-Verfahren ist stark verkürzt.

Die Entwicklung eines Impfstoffs ist üblicherweise ein mehrstufiges Verfahren. Nachdem in Laboren ein potentieller Impfstoff an Zellkulturen gefunden ist, beginnt die vorklinischen Phase in der der Impfstoff zunächst an Labortieren getestet wird. Hier werden Dosen ausprobiert und die Wirksamkeit geprüft. Ist ein Wirkstoff hier unbedenklich und erfolgreich beginnen die klinischen Studien. Zunächst an 30-50 Menschen (Phase I – Ist der Wirkstoff sicher? immunogen (Bringt er Immunität)?), dann an 200-400 Menschen (Phase II – Welches ist die optimale Dosis?), dann an 3.000-10.000 Menschen (Phase III – Ist der Stoff wirksam, sicher und immunogen) und dann an mehr als 10.000 Menschen (Phase IV – ist der Stoff effektiv und sicher?). Neben den geimpften gibt es Kontrollgruppen, denen Placebos gegeben werden. Beim Scheitern am Labortier oder am Menschen fängt alles wieder von vorne an, bzw. verschiedene Labore testen verschiedene Stoffe.[64] [65] [66]

---

64 18.03.2020 Corona-Krise in den USA Erste Testperson erhält möglichen Impfstoff
    (https://www.tagesschau.de/ausland/coronavirus-impfstoff-103.html)
65 Entwicklung von Impf stoffen
    (https://www.aerztezeitung.at/fileadmin/PDF/2017_Verlinkungen/State_Entwicklung_Impfstoffe.pdf)
66 Medizin So weit ist die Impfstoffentwicklung gegen das neue Coronavirus
    (https://www.swr.de/wissen/corona-so-weit-ist-die-impfstoff-entwicklung-100.html)

7   Prognosen

Viele Wissenschaftler, Politiker und Stammtischbesucher haben fehlerhafte Prognosen abgegeben. Zum Trost für alle Hobby-Virologen: Viele Experten haben sich ebenfalls geirrt und mussten ihre Vorstellungen an die Realität anpassen.[67]

Die Erfahrungen von SARS haben gezeigt, dass an dieser Pandemie relativ wenigen Menschen verstorben waren, bevor sie von der Welt unter Kontrolle gebracht wurde. Diese Erfahrung wiegte zu viele Menschen in Sicherheit. Auch dass SARS-CoV-2-Infektionen deutlich milder verliefen führte sie in die Irre. Während an SARS etwa 10% der Infizierten starben, waren es bei COVID-19 etwa 4-5% der bestätigten Infizierten. Später sollten es „nur" 1-2% sein. Dank der milden Symptome vieler Infizierter, war klar, dass die Dunkelziffer der Infizierten deutlich höher sein musste. An SARS erkrankten 7.322 Menschen und SARS forderte weltweit 774 Tote. Am 31. Dezember 2019 war SARS-CoV-2 in den deutschen Medien angekommen. Damals gab es keine 30 Tote. Am 29. Januar waren es schon über 100 Tote. Am 30. Januar gab es mehr bestätigte Infizierte als bei SARS. Am 9. Februar gab es erstmals mehr Tote wegen COVID-19 als wegen SARS. Zu 99% war China betroffen. Am 10. März gab es außerhalb Chinas mehr Tote wegen COVID-19 als wegen SARS. Die Gesundheitssysteme Europas und anderer Industrieländer schienen besser ausgestattet zu sein als das in China. Doch das sollte nicht überall der Fall sein.

Die ersten kleineren Ausbrüche in Deutschland, Italien und den USA waren scheinbar einfach und schnell unter Kontrolle. Zehn Tage, zwei Wochen stiegen die Zahlen der Infizierten kaum. Dies war ebenfalls eine trügerische Sicherheit.

Maßnahmen wie in Wuhan und der Provinz Hubei, wo Millionen Menschen, in ihren Wohnungen und ihren Städten eingesperrt wurden, wirkten in den ersten Momenten als diktatorisch und übertrieben. Das Herunterfahren ganzer Wirtschaftszweige erschien eine viel zu brutale Maßnahme. Nachdem in China und Ostasien die Zahlen Mitte Februar zurückgingen war den meisten die Lage klar: Es würde doch nicht so schlimm werden.

Warum sollte man auch Angst haben? Das Virus ist nicht viel gefährlicher als eine Grippe. Und wie oft war man schon an Grippe angesteckt? Der Autor hat ja schon einige Jährchen auf dem Buckel und hatte ohne jede Impfung nie die Grippe gehabt.

Warum sollte man Angst haben? Junge Menschen und Menschen ohne Vorerkrankungen sollten doch fein raus sein. Bis man merkt, plötzlich selbst um die 50 zu sein. Oder bis einem klar wird, dass die eigenen Eltern schon über 75 sind und Diabetes haben. Oder dass doch viele auch jüngere eine leichte Lungenentzün-

---

67   03.04.2020 Diesen Experten vertrauen Sie am meisten
     (https://www.bild.de/ratgeber/2020/ratgeber/stimmen-sie-ab-welchem-virologen-vertrauen-sie-am-
     meisten-69823748.bild.html)

dung bekommen. Ein bisschen Fieber und Husten das überlebt man. Wer will aber schon eine Lungenentzündung haben?

Donald Trump und Italien gingen davon aus, dass es reichen würde Grenzen für Reisende aus China zu schließen. Deswegen wurde viel zu wenig Menschen getestet und überhaupt war COVID-19 in diesen beiden Ländern zu lange gar nicht auf dem Radar. Tatsächlich war das Virus war aber in beiden Fällen bereits im Land angekommen. Es verbreitete sich unerkannt und viel wertvolle Zeit wurde vergeudet. Dabei ist Zeit die wichtigste Ressource bei Epidemien und Pandemien.

Nach den anfänglich zaghaften ersten Einschränkungen wie Schulschließungen folgten kurze Zeit später auch in Europa und den USA härtere Maßnahmen.

Als Italien relativ früh Norditalien absperrte, stellte sich die Frage, was würde in Deutschland in solch einem Fall geschehen? Würden wirklich Bundeswehrsoldaten die Abgrenzungen sichern? Würden sie wirklich auf Menschen schießen. Tatsächlich zeigt sich, dass auch bei den milderen Maßnahmen, sich Menschen in Deutschland an die Regeln hielten und dass von Ausnahmen abgesehen nur einige wenige Bußgelder verhängt wurden.

Experten gingen davon aus, dass ohne Maßnahmen 200.000 bis 500.000 Menschen in Deutschland sterben würden. Nachdem Donald Trump das Virus als Spinnerei der Demokraten darstellte und gar vollkommen verharmloste, erklärte er im März 2020, dass ohne Maßnahmen zur Eindämmung zwischen 1,5 und 2,2 Millionen Tote in den USA zu befürchten wären. Mit Maßnahmen sollten es noch immer 100.000-240.000 sein.[68]

Alexander S. Kekulé hielt die Annahmen nach einer überschlägigen Rechnung für nicht stimmig, und bei einer angenommen Infektion von 50 Millionen Deutschen und einer Letalität von 0,5 % errechnete er 250.000 potentielle Todesopfer. Im Vergleich mit der Situation in Wuhan, wo von 6 Millionen Einwohnern 3.000 starben, wären in Deutschland bei ähnlichen Maßnahmen höchstens 40.000 Opfer zu befürchten.

---

68   01.04.2020 Weißes Haus befürchtet bis zu 240.000 Corona-Tote in den USA
     (https://www.spiegel.de/wissenschaft/medizin/weisses-haus-befuerchtet-bis-zu-240-000-corona-
     tote-in-den-usa-a-c39af97b-8ed4-4e9d-a294-118de54b5343)

Wenn die Ausgangssperren gelockert werden, so kann dies eventuell an Bedingungen geknüpft sein. Beispielsweise an das Tragen von Atemschutzmasken. Oder an einen Test. Wer schon krank war und nun immun ist darf sich draußen freier bewegen. Ministerpräsident Markus Söder kündigte an, dass das Tragen von Schutzmasken "höchstwahrscheinlich" Pflicht werden würde[69]. Gleiches kann von der Corona-App (Siehe 6.6.3 Corona-App) angenommen werden. Das heißt, wer sie nicht hat, wird vielleicht nicht so frei einkaufen und sich so frei bewegen können, wie diejenigen, die sie installiert haben.

Wenn viele Tests zur Verfügung ständen, könnte die Bevölkerung breit getestet werden, so dass Kranke leichter von (vermeintlich) Gesunden getrennt werden. Sollten private Schnelltests zur Verfügung stehen, würden sich Menschen vor dem Treffen mit Risikogruppen (Zum Beispiel Besuchen im Altersheim, Pflegeheim) kurz vorher selber testen.

---

69 07.04.2020 (https://www.spiegel.de/politik/deutschland/coronavirus-markus-soeder-geht-von-maskenpflicht-aus-a-a7ae3f27-8997-4ccb-a264-7750603d54b2)

8   Gesundheitliche Auswirkungen

Bis März 2020 infizierten sich in fast allen Ländern Menschen mit SARS-CoV-2 und erkrankten an COVID-19. Die Mehrzahl dieser Länder hatte auch Todesopfer zu beklagen. Die meisten Infizierten und Tote gab es zunächst in China und insbesondere in Wuhan. Seit dem 18. Februar kamen in China nur noch relativ wenige Infizierte dazu. Auch die Zahl der Toten pro Tag sank.

Ab dem 20. Februar 2020 stiegen die Zahlen in Südkorea. Die meisten dieser Fälle sind auf einen Infektionscluster in der südlich gelegenen Stadt Daegu zurückzuführen.

In Italien gab es ab dem 23. Februar mehr als 100 bestätigte Infizierte und zwei Tage später stiegen die Zahlen der Verstorbenen und neu Infizierten besonders im Iran stark an.

Vom 29. Februar bis zum 2. März überschritten Frankreich, Deutschland und Spanien die Zahl von 100 Infizierten. Während in Deutschland die Zahl der Infizierten stark stieg gab es in Frankreich und Spanien die ersten Toten und die Zahlen stiegen vergleichbar zu Deutschland.

Am 4. März gab es in den USA mehr als 100 Infizierte.

In der Schweiz und in Großbritannien übersteig am 5. März die Zahl der Infizierten 100 Fälle. Einen Tag später folgten die Niederlande, Belgien und Norwegen.

Am 8. März gab es noch mehr Angesteckte in Frankreich als in Deutschland. Österreich hatte mehr als 100 Infizierte. In Italien gab es mittlerweile die höchste Zahl sowohl Infizierter als auch Toter außerhalb von China.

Am 10. März wurden die ersten beiden Toten in Deutschland beklagt. Deutschland hatte mittlerweile 1.567 bestätigte Infizierte. Die Schweiz, Norwegen und die Niederlande hatten relativ zur Bevölkerung gesehen sehr viele Infizierte (Mehr als Deutschland aber weniger als Italien.)

Ab dem 13. März gab es in Spanien mehr Infizierte und deutlich mehr Tote als in Deutschland. Die Infizierten in der Schweiz, Norwegen, Dänemark, Großbritannien und den Niederlanden übersteigen die 1000 oder sind noch knapp darunter.

Am 15. März gab es weltweit ohne China mehr bestätigte Infizierte und mehr Tote als in China selbst.

Belgien, Österreich, Dänemark und Schweden hatten am 17. März mehr als 1000 Infizierte.

Am 18. März hat Deutschland mehr als 10.000 bestätigte Infizierte. Zwei Tage später ist Spanien nach China und Italien das am stärkste betroffene Land. Mehr Tote gibt es nur noch im Iran. Frankreich, USA, Iran, Deutschland, Spanien und Italien hatten jeweils mehr als 20.000 bestätigte Infizierte.

Am 21. März gab es in den USA mehr bestätigte Infizierte als in Spanien. Einen Tag später gab es in Spanien mehr COVID-19-Tote als im Iran.

In Frankreich gab es am 24. März mehr als 1.000 COVID-19-Tote. Einen Tag später waren in Italien etwa 0,12% der Bevölkerung bestätigt infiziert. In der Schweiz gab es mehr als 10.000 Infizierte und 149 Tote. In Deutschland - mit mehr als neun mal so vielen Einwohnern – gab es 37.100 Infizierte und 205 Tote. Großbritannien, die Niederlande und Belgien haben verhältnismäßig viele Tote zu beklagen. In San Marino gab es mit 21 Toten bei 33.400 Einwohnern eine hohen Anteil Toter (0,0628% der Bevölkerung, was 53.000 Verstorbene in Deutschland entspräche) Ein halbes Prozent der Bevölkerung war zudem bestätigt infiziert. Auch in Luxemburg war mit 0,21% ein hoher Teil der Bevölkerung bestätigt infiziert Australien hatte 2.300 Fälle und Acht Tote. Brasilien hat ebenfalls um die 2.300 Infizierte und 47 Tote. Weltweit gab es es über 450.000 Infizierte und 20.500 Tote.

Bis März 2000 war der afrikanische Kontinent nach offiziell Angaben wenig betroffen. Jedoch ist das Gesundheitswesen in Afrika in einem sehr schlechten Zustand. Die Möglichkeiten viele Menschen zu testen sind oft nicht gegeben. Am 25. März gab es in Südafrika 700 bestätigte Infektionen.

Am 06.04.2020 waren in den USA über 356.000 Menschen bestätigt infiziert, in Spanien waren es über 135.000 (0,029% der Bevölkerung) und in Italien über 132.000. In der Schweiz gab es mehr als 21.000 Infizierte und über 750 Tote. In Deutschland - mit mehr als neun mal so vielen Einwohnern – gab es 101.000 Infizierte und knapp 1.700 Tote. Etwa 0,012% der Menschen waren in Deutschland bestätigt infiziert. In Großbritannien gab es über 5.000 Tote, in den Niederlande über 1.850, in Belgien über 1.600 und in Schweden über 450. Diese Länder haben verhältnismäßig viele Tote zu beklagen. In Australien gab es 5.700 Fälle und 40 Tote. Brasilien hatte zwischenzeitlich über die 11.700 Infizierte und über 500 Tote. Weltweit waren es über 1.300.000 Infizierte und es gab 74.000 Tote.

Am 11.04.2020 waren die USA sowohl was die Zahl der Infizierten (525.000) als auch was die Zahl der Toten (über 20.000) betraf am stärksten betroffen.

Am 15.04.2020 sind über 2 Millionen Menschen infiziert und 133.000 Menschen verstorben.

8.1   Infrastruktur

8.1.1   Verfügbare Betten

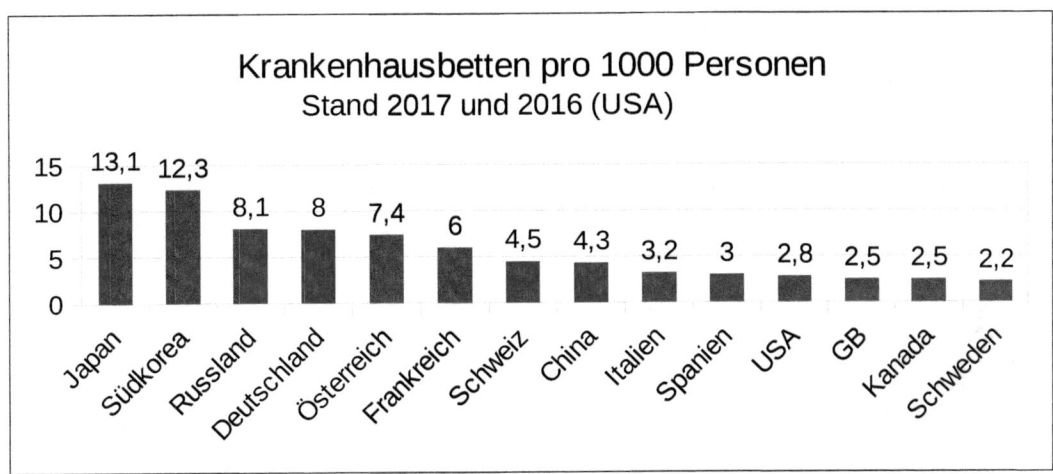

Quelle OECD

8.1.2   Intensivbetten

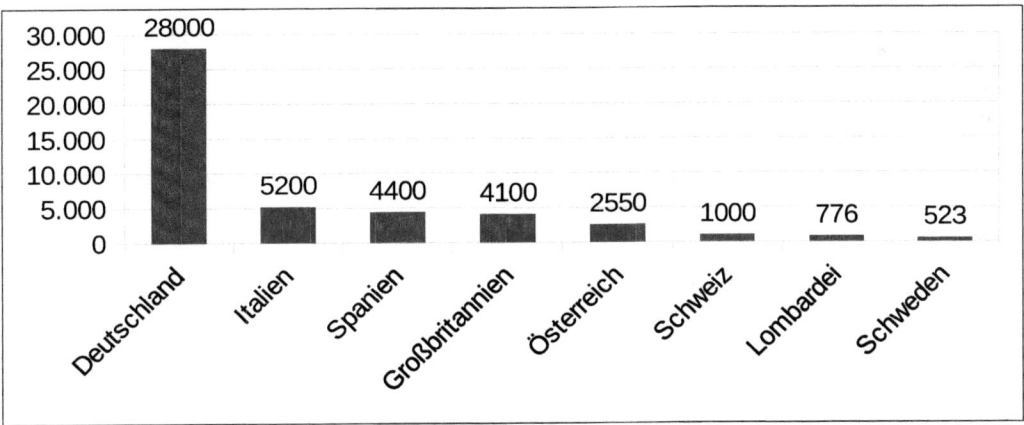

Gerald Gaß (* 1963; Präsident der Deutschen Krankenhausgesellschaft) schätzt, dass die Kliniken in Deutschland innerhalb von kurzer Zeit die Intensivbetten von 28.000 auf 40.000 erhöht haen. Von diesen Betten stehen etwa 15.000 bis 20.000 für Corona-Patienten zur Verfügung.[70]

---

70   "Schwerster Teil kommt erst noch" - die Fakten hinter der Spahn-Aussage
     (https://www.focus.de/gesundheit/news/fallzahlen-intensivbetten-engpaesse-schwerster-teil-
     kommt-erst-noch-die-fakten-hinter-der-spahn-aussage_id_11843353.html)

8.1.3 Intensivbetten pro 100.000 Einwohner

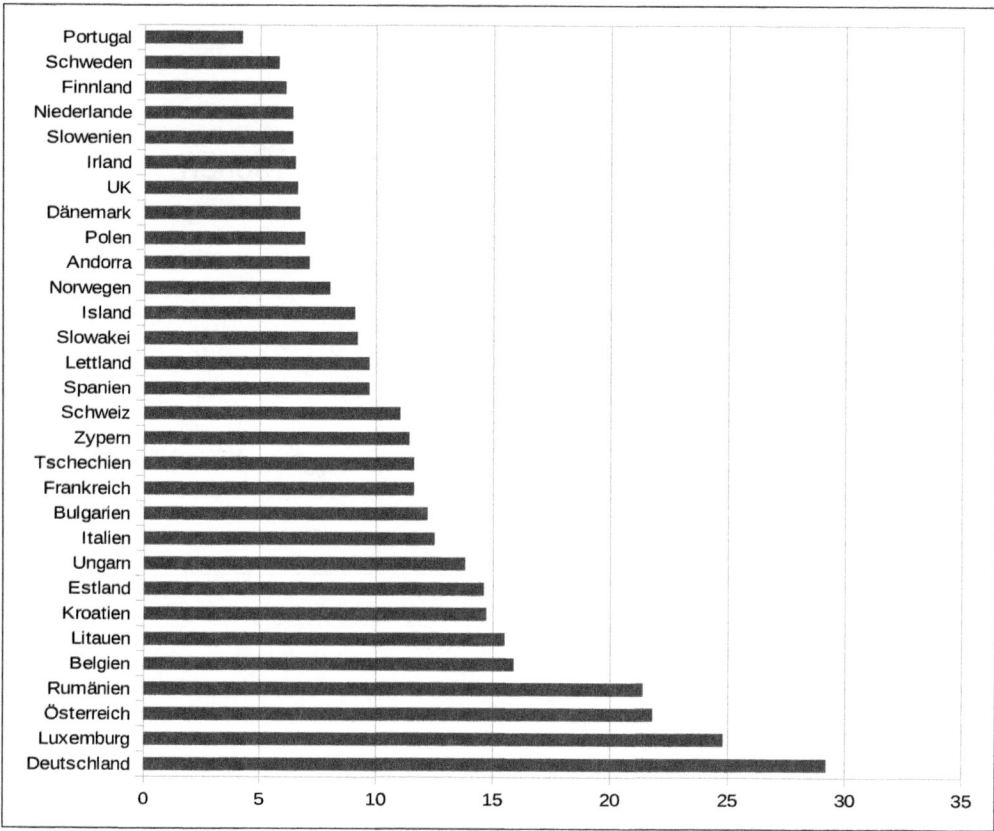

Quelle: Rhodes A et al: The variability of critical care bed numbers in Europe.
Intensive Care Med (2012) 38:1647-1653

8.1.4 Verfügbare Beatmungsgeräte

Diese Liste zeigt die Zahl der verfügbaren Beatmungsgeräte in einigen ausge-wählten Ländern.

	Erwachsene	Kinder
Großbritannien	4000	900
Deutschland	28000	
Schweiz	850	
New-York	11000	
Weißrussland	2000	

8.1.5 Ausbau der Infrastruktur

Am 26. März wurden 855 COVID-19 Patienten auf Intensivstationen behandelt werden, über 525 benötigen eine Beatmung. Anfang April waren bereits über 1.850 Menschen wegen COVID-19 auf der Intensivstation. . Es waren noch über 3.600 gut ausgestattet Intensivbetten und 363 Plätze mit künstlicher Beatmung verfüg-bar.[71]

Während sich die Zahl der Menschen, die beatmet werden müssen innerhalb von wenigen Tagen verdoppeln, lassen sich die Intensivbetten oder Beatmungssta-tionen nur mit großem Aufwand verdoppeln.

Menschen werden wieder gesund. Doch wenn es 3.000 freie Betten gibt und 400 Menschen mit COVID-2 Intensivpflege benötigen, werden sie 10 bis 14 Tagen die Betten belegen. In 14 Tagen kommen weitere 1.6000 neue Patienten dazu, die Intensivmedizin brauchen. Die brauchen ihr Bett auch für 10 bis 14 Tage. Aber in 14 Tage kommen 6.400 neue dazu. Und schon reicht die Kapazität nicht mehr aus.

Die Betten können nur ausreichen, wenn nur so viele der Plätze gebraucht werden, wie gleichzeitig Betten frei werden.

8.2 Triage

Ursprünglich stammt der Begriff Triage aus dem Krieg. Mit Triage ist die Priori-sierung medizinischer Hilfeleistung, insbesondere bei unerwartet hohem Aufkom-men an Patienten und objektiv nicht ausreichenden Ressourcen gemeint.

Bei fehlenden Betten in Krankenhäusern mussten beispielsweise in Wuhan oder in Madrid Menschen in Krankenhäusern auf dem Boden liegen.

Bei fehlenden Plätzen auf der Intensivstation müssen Ärzte entscheiden wer auf die Stationen darf und wer nicht.

---

71 Zahlen zu CoronaDie Fieberkurven
(https://www.deutschlandfunk.de/zahlen-zu-corona-die-fieberkurven.2897.de.html?
dram:article_id=472799)

Bei fehlenden Beatmungsplätzen auf den Intensivstationen wurden teilweise Menschen von den Beatmungsgeräten abgenommen oder Menschen über 75 hatten keine Chance auf ein Intensiv-Station-Bett.[72]

8.3   Statistik

8.3.1   Länder mit den meisten Infizierten Menschen

Diese Tabelle listet die Zahl der Länder mit den meisten Infizierten.

	Fälle	Tote
USA	334.891	9.549
Spanien	131.646	12.641
Italien	128.948	15.887
Deutschland	100.017	1.575
China	81.669	3.329
Frankreich	70.478	8.078
Iran	58.226	3.603
GB	47.806	4.932
Türkei	27.069	574
Schweiz	21.037	712
Belgien	19.691	1.447
Niederlande	17.851	1.766
Kanada	15.407	277
Österreich	11.973	204
Portugal	11.278	295
Südkorea	10.237	183
Schweden	6.993	428
Norwegen	5.687	71
Australien	5.677	34
Russland	5.389	45

Stand 05.04.2020

---

72 24.03.2020 „Wer über 75 ist, hat keine Chance, auf die Intensivstation zu kommen" (https://www.welt.de/politik/ausland/plus206777649/Corona-Krise-in-Spanien-Kein-Beatmungsgeraet-ab-75-Jahren.html)

8.3.2 Länder mit den meisten verstorbenen Menschen

Diese Tabelle listet die Länder mit den meisten Verstorbenen auf.

	Fälle	Tote
Italien	128.948	15.887
Spanien	131.646	12.641
USA	334.891	9.549
Frankreich	70.478	8.078
GB	47.806	4.932
Iran	58.226	3.603
China	81.669	3.329
Niederlande	17.851	1.766
Deutschland	100.017	1.575
Belgien	19.691	1.447
Schweiz	21.037	712
Türkei	27.069	574
Brasilien	1.113	486
Schweden	6.993	428
Portugal	11.278	295
Kanada	15.407	277
Österreich	11.973	204
Indonesien	2.273	198
Südkorea	10.237	183
Ecuador	3.646	180

Stand 05.04.2020

8.3.3 Länder mit den meisten (relativ) infizierten Menschen

Diese Tabelle listet die Länder mit den meisten infizierten Menschen pro Million Einwohner auf. Linke Seite Flächenstaaten, Rechte Seite Zwergstaaten. Die Trennung zwischen Flächenstaaten und Zwergstaaten ist notwendig, weil in kleinen Länder mit wenig Bevölkerung einige Fälle ausreichen, die Statistik zu verzerren.

	Fälle	Infizierte pro Million		Fälle	Infizierte pro Million
Luxemburg	2.804	4.568	Guam	112	64.965
Island	1.486	4.080	Northern Mar. Islands	8	14.235
Spanien	131.646	2.795	Vatikanstaat	7	8.761
Schweiz	21.037	2.450	San Marino	266	7.923
Italien	128.948	2.140	Andorra	501	6.461
Belgien	19.691	1.709	New Caledonia	18	6.378
Österreich	11.973	1.345	Faroe Islands	181	3.472
Deutsch-land	100.017	1.203	Gibraltar	103	3.056
Portugal	11.278	1.097	Guernsey	154	2.453
Norwegen	5.687	1.060	Liechtenstein	77	1.987
Frankreich	70.478	1.051	Monaco	73	1.906
Niederlande	17.851	1.023	Isle of Man	127	1.524
USA	334.891	1.016	Jersey	155	1.451
Irland	4.994	1.015	British Virgin Islands	3	999
Estland	1.097	826	Saint Martin	29	811
Dänemark	4.369	750	Bahamas	28	727
UK	47.806	720	Falkland Islands	2	625
Iran	58.226	699	Sint Maarten	25	616
Schweden	6.993	677	Bermuda	37	578
Katar	1.604	584	Aruba	64	570

Stand 05.04.2020

8.3.4   Länder mit den meisten (relativ) verstorbenen Menschen

Diese Tabelle listet die Länder auf mit den meisten verstorbenen Menschen pro Million Einwohner. Linke Seite Flächenstaaten, Rechte Seite Zwergstaaten.

	Tote	Tote pm		Tote	Tote pm
Spanien	12.641	268	Guam	4	2.320
Italien	15.887	264	Northern Mar. Islands	1	1.779
Belgien	1.447	126	San Marino	32	953
Frankreich	8.078	120	Andorra	18	232
Niederlande	1.766	101	Bahamas	4	104
Schweiz	712	83	Sint Maarten	4	98
GB	4.932	74	Saint Martin	2	56
Luxemburg	36	59	Guernsey	3	48
Iran	3.603	43	Jersey	3	28
Schweden	428	41	Monaco	1	26
Irland	158	32	Liechtenstein	1	26
Dänemark	179	31	Turks and Caicos Islands	1	24
USA	9.549	29	Cayman Islands	1	15
Portugal	295	29	Norway	71	13
Österreich	204	23	Isle of Man	1	12
Deutschland	1.575	19	Slovenia	22	11
Zypern	14	16	Ecuador	180	10
Estland	15	11	North Macedonia	18	9
Island	4	11	Dominican Republic	82	8
Panama	46	11	Romania	148	8

Stand 05.04.2020

8.4 Deutschsprachige Gebiete

Von den deutschsprachigen Ländern ist insbesondere die Schweiz verhältnismäßig am stärksten betroffen. Aber auch Österreich hat längere Zeit relativ gesehen mehr Infizierte und Tote gehabt als Deutschland. Beide Länder grenzen an Italien. Insbesondere Ischgl – ein Skiort im Paznaun im Westen Österreichs – war ein Infektions-Hotspot.[73]

8.4.1 Deutschland

In Deutschland gab es technisch gesehen zwei Ausbrüche der Infektion.

8.4.1.1 Erster Ausbruch

Der erste Infektionsfall wurde am 28. Januar 2020 bei einem 33-jährigen Mitarbeiter des Automobilzulieferers Webasto in Stockdorf festgestellt. Er steckte sich sich bei einer Firmeninternen Schulung bei einer Kollegin aus Schanghai an. Die Erkrankte selbst hatte nur leichte Symptome (25./26. Januar) 13 Weitere Kollegen und deren Angehörige infiziert sich ebenfalls. Am 24. Februar waren 14 der Infizierten wieder gesund. Parallel dazu wurden zwei aus Wuhan evakuierte Deutsche positiv getestet. Sie waren in Rheinland-Pfalz unter Quarantäne gestellt. Am 27. Februar waren alle 16 wieder gesund.

8.4.1.2 Zweiter Ausbruch - die eigentliche Epidemie

Am 30. Januar wurde bei einer Frau aus Deutschland, die vom 24. bis 26. Januar 2020 im Kühtai (Tirol) auf der Dortmunder Hütte verweilte, positiv getestet.[74]

Am 24. und 25. Februar 2020 wurde im Kreis Heinsberg bei einem Mann (47) und seiner Ehefrau (46) das Virus festgestellt. Der Ursprung der Infektion ist unbekannt. Sie hatte als Erzieherin Kontakt zu vielen Kindern. Beide waren am 15. Februar auf der Karnevalsveranstaltung in Gangelt mit 300 Besuchern. Wegen dieser Karnevalsveranstaltung wurde Heinsberg zum ersten Hotspot Deutschlands. Am 25.02. hatten NRW und Baden-Württemberg ihren ersten Fall.

Am 28. Februar gab es in NRW 25 infizierte Fälle, in Baden-Württemberg 10 und Bayern hatte seinen ersten Fall des zweiten Ausbruchs. Hessen und Schleswig-Holstein hatten ihren ersten Fall. Einen Tag später gab es den ersten Fall in Rheinland-Pfalz.

Am 01. März gab es in NRW 66 Fälle. Niedersachsen, Hamburg und Bremen hatten ihren ersten Fall. Insgesamt gab es in Deutschland 119 bestätigte Infizierte. Einen Tag später stieg die Zahl der Infizierten auf über 150, davon über 85 in NRW. Brandenburg hatte seinen ersten Fall.

---

73   13.03.2020 Thomas Hoisl: Coronavirus: Über 100 Dänen haben sich in Ischgl angesteckt (https://www.profil.at/oesterreich/coronavirus-daenen-ischgl-tirol-11387409)
74   30.01.2020 Frau mit Coronavirus im Kühtai (https://tirol.orf.at/stories/3032480/)

Am 03. März gab es in Deutschland 190 Fälle davon über 100 in NRW. Berlin, Sachsen und Thüringen hatten ihre ersten Fälle. Einen Tag später gab es in Deutschland 264 bestätigt infizierte Personen davon 50 (+15) aus Baden-Württemberg und 34 (+22) aus Bayern. Erster Fall in Bremen, Mecklenburg-Vorpommern und im Saarland.

Am 05. März gab es in Deutschland über 400 (+219) infizierte Personen davon 181 (+66) aus NRW, 73 aus BW (+23) und 70 aus Bayern (+22). Den folgenden Tag stieg die Zahl in Deutschland auf 641 (+241) infizierte Personen davon 329 (+148) in NRW, 117 in Bayern (+44) und 96 in BW (+23).

Am 07. März gab es in Deutschland 797 (+156) infizierte Personen davon 373 (+44) in NRW und 170 in BW (+74), am folgenden 08. März waren es in Deutschland schon 905 (+108) infizierte Personen, davon 172 in Bayern (+38).

Am 09. März übersprang in Deutschland die Zahl der Infizierten erstmals die 1000 auf über 1.140 (+235), davon 484 in NRW (+86), 256 in Bayern (+84) und 204 in BW (+22). In Deutschland gab es noch keine Patienten, die an COVID-19 starben. In Italien waren zu diesem Zeitpunkt schon über 9.150 Menschen infiziert und es gab 463 Tote. Italien hatte am 28. Februar .2020 bereits über 1.100 bestätigte Infizierte und 23 Tote. Deutschland ist bezüglich den Infektionszahlen einigen Tagen hinter Italien.

Am 10. März gab es in Deutschland über 1.550 (+440) infizierte Personen, davon 648 in NRW(+164), in Bayern 314 (+58) und in BW 277 (+73). Sachsen-Anhalt war das letzte Bundesland ohne Infizierte. An diesem Tag meldete es die ersten acht Infizierten. An diesem Tag verstarben die ersten beiden Menschen in COVID-19. Das erste Todesopfer war eine 89-jährige Frau aus Essen und das zweite ein 78-jähriger Mann aus Gangelt im Hotspot-Kreis Heinsberg.[75]

Am 11. März gab es deutschlandweit schon knapp 2.000 (+450) Infizierte, davon 801 in NRW (+153). Ein weiterer Mensch starb in NRW. Am folgenden 12. März gab es über 2.740 (+740) Infizierte und drei weitere Todesfälle (NRW, BW, Bayern). In NRW gab es erstmals über 1.000 Fälle. In Berlin und Niedersachsen über 100 und in Hessen 99 Fälle.

Am 13. März gab es knapp 3.700 (+960) Infizierte und zwei weitere Tote in Baden-Württemberg. Alleine in NRW gab es schon 1.433 Infizierte (+392). In Rheinland-Pfalz und Hessen gab es mehr als 100 Infizierte. In Niedersachsen stieg - ähnlich wie vor ein paar Tagen in NRW - die Zahl der Infizierter sprunghaft von 129 auf 230.

Am 14. März gab es knapp 4.600 (+900) Infizierte deutschlandweit und einen weiteren Todesfall in NRW. In Hamburg gab es erstmals mehr als 100 Infizierte.

---

75 09. März 2020 Erste Todesfälle in Deutschland Wer waren die beiden Corona-Toten? (https://www.n-tv.de/panorama/Wer-waren-die-beiden-Corona-Toten-article21629822.html)

Am 15. März waren es rund 5.800 (+1.200) Infizierte. Somit stieg an einem einzigen Tag die Zahl um mehr als 1.000. Es gab vier weitere Tote. In Sachsen und Schleswig-Holstein gab es erstmals mehr als 100 Infizierte. Es gab aber auch schon 48 wieder Gesunde. Genesene werden teilweise konservativ geschätzt, weil eine Meldung nicht notwendig ist.

Am 16. März gab es 7.274 (+1.459 oder +25%) Infizierte. Es gab den ersten Toten in Hamburg. In Baden-Württemberg und Bayern stieg die Zahl auf über 1.000 Infizierte. 69 Personen waren wieder gesund (+21 oder +43%).

Am 17. März gab es rund 9.300 (+2.026) Infizierte und neun weitere Tote, darunter erstmals eine Mensch aus Hessen. 73 Personen waren wieder genesen. In Brandenburg, dem Saarland und Sachsen-Anhalt stieg die Zahl der Infizierten auf über 100. An diesem Tag gab es erstmals mehr als 2.000 Neu-Infizierte Menschen an einem Tag.

Am 18. März waren es schon 12.300 (+3.000) infizierte Personen und zwei weitere Toten. 107 Personen waren wieder gesund (+46%). In NRW gab es über 4.000 infizierte Personen in Baden-Württemberg waren es über 2.000. In Thüringen und Mecklenburg-Vorpommern stieg die Zahl der Infizierten auf über 100. An diesem Tag stieg die Zahl Neu-Infizierter erstmals um 3.000 an einem Tag!

Am 19. März gab es 15.300 (+3.000) infizierte Personen und 16 (+57%) weitere Tote, darunter erstmals ein Mensch aus Schleswig-Holstein. Mit Bremen waren nun in allen Bundesländer mehr als 100 Menschen infiziert. In NRW waren es fast 5.000, Bayern übersprang die 2.000-er Marke und in Niedersachsen waren es fast 1.000.

Am 20. März gab es 19.850 (+4.550 Personen an einem Tag oder +29%) infizierte Personen. In NRW über 6.000, In BW und Bayern über 3.000. Es gab 24 weitere Todesfälle (+54%) auf insgesamt 68 aber auch die Zahl der wieder gesunden Menschen stieg auf 182 (+55%).

Am 21. März gab es 22.300 (+2.450) Infizierte und 84 gemeldete Todesfälle, darunter jeweils den ersten Menschen in Berlin, Sachsen und Thüringen. 241 Menschen sind wieder gesund. An diesem Tag. gab es in Hessen, Berlin und Rheinland-Pfalz erstmals mehr als 1.000 Infizierte. Erstmals starben in Niedersachsen, in Brandenburg, im Saarland und in Sachsen-Anhalt jeweils ein Mensch. Niedersachsen hatte am Tag davor rund 1.250 Infizierte ohne Todesfall.

Am 22. März gab es 24.875 (+2.575) Infizierte. Der eher leichte Anstieg erklärt sich wegen den Sonntag und dass nicht alle Behörden ihre Fälle gemeldet haben. In Bayern und BW gibt es über 4.000 Fälle, in NRW über 7.000. Am folgenden Montag gab es insgesamt über 29.000 (+4.125) Infizierte, 123 Tote (+30%) und 453 wieder Gesunde (+69%). In NRW gibt es über 8.000 Infizierte und in BW und Bayern über 5.000.

Am 24. März war die Kontaktsperre aktiv. Deren Auswirkung sollte in etwa 14 Tage sichtbar werden. An diesem Tag gab es insgesamt knapp 33.000 (+4.000) bestätigte Fälle, 159 Tote und 3.290 wieder Gesunde (+600% (?)). Am folgenden 25. März gab es insgesamt über 37.300 (+4.300) bestätigte Fälle, 206 Tote (+29%) und 3.547 wieder Gesunde (+7%). NRW hat alleine fast schon 10.000 Fälle, Bayern und BW über 7.000 und in Sachsen und Hamburg jeweils über 1.000.

Am 26. März gab es 43.200 (+5.700) bestätigte Fälle und 262 Tote. 5.600 Menschen sind wieder gesund. NRW hat die Marke von 10.000 Fällen überschritten. Am folgenden 27. März gab es insgesamt über 49.000 (+6.800) bestätigte Fälle und über 320 Tote. Bayern übersprang die 10.000-er Marke. In Baden-Württemberg gibt es nach NRW die zweitmeisten Todesfälle. Die Intensivstation in Nürtingen ist überlastet. Jeweils zwei Patienten wurden in Kliniken nach Tübingen und nach Esslingen geflogen. [76]

Am 31. März 2020 war in Deutschland Bayern das am stärksten betroffene Bundesland. (über 15.000 Infizierte und 191 Tote. BW hatte trotz geringerer Einwohnerzahl sogar noch etwas mehr Tote zu beklagen) Die Zahlen in NRW scheinen sich zu stabilisieren. Schleswig-Holstein hatte zum ersten mal mehr als 1.000 Infizierte. In Deutschland gab es knapp 71.000 Infizierte und 700 Tote. Das sind 27.800 Neu-Infizierte in fünf Tagen.

Am 1. April gab es im Saarland und in Brandenburg mehr als 1.000 Infizierte. Am nächsten Tag gab es in Deutschland erstmals über 1.000 Tote und über 84.000 (+13.000 in zwei Tagen) Infizierte.

Am 3. April gab es in Thüringen mehr als 1.000 Infizierte und in Niedersachsen mehr als 5.000. Bayern ist das Land mit den meisten COVID-19-Toten in Deutschland (327; am 7. April waren es über 480). Deutschlandweit gab es in den letzten Tagen 6.000-7.500 tägliche neu bestätigte Infizierte.

Am 4. April sind die Zahlen der Infizierten in Bayern bei 370 Toten auf über 23.000 gestiegen. NRW folgte mit 19.500 Infizierten und 250 Toten, BW hatte 18.500 Infizierte und 360 Tote. In ganz Deutschland sind 95.000 Menschen (+11.000 in 3 Tagen) infiziert und über 1.400 verstorben. Deutschlandweit stieg die Zahl der Infizierten am 5. April erstmals auf über 100.000 bei 1.570 Verstorbenen.

Am 6. April gab es erstmals in Niedersachsen über 100 Tote und einen Tag später gab es in Sachsen-Anhalt über 1.000 Infizierte. Zwei Tage später am 8. April gab es erstmals in Bayern und Baden-Württemberg mehr als 500 Tote in einem Bundesland. Einen Tag später gab es erstmals mehr als 100 Tote in Hessen. Es gibt aber auch mittlerweile Hoffnung. Die Zahl der täglichen bestätigten Neuinfektionen stabilisierte sich bei 4.000.

---

76 Coronavirus Nürtingen muss die Ersten ausfliegen
    (https://www.teckbote.de/startseite_artikel,-nuertingen-muss-die-ersten-ausfliegen-
    _arid,243648.html)

Am 9. April gab es insgesamt über 115.000 (+15.000 in 4 Tagen) bestätigte Infizierte und bereits knapp 2.500 Tote. Auch in Hessen gab es erstmals über 100 Tote. Die Zahl der Genesenen stieg auf über 50.000.

Am 13. April waren fast 130.000 (+15.000 in 4 Tagen) Menschen infiziert und erstmals über 3.000 verstorben.

Am 15. April waren über 133.000 Menschen infiziert und über 3.500 verstorben. Die Zahl der Genesenen stieg auf über 68.000 Die Zahl der bestätigten Neu-Infizierten lag bei 3.500. Bayern hatte weiterhin die meisten Fällen mit knapp 35.000 Infizierten und knapp 1.000 Toten. NRW hatte 27.500 Infizierte und 700 Tote, BW hatte 25.500 Infizierte und 767 Tote. Die weiteren Bundesländer folgten mit deutlichem Abstand. Verhältnismäßig zur Bevölkerung hatten viele Fälle Hamburg (4.000 zu 67) und das Saarland (2.200 zu 65). MV dagegen hatte am Ende der Skala etwas mehr als 600 Fälle und 11 Tote.

Diese Zeitreihe bis Ende März zeigt wie exponentielles Wachstum funktioniert. Die Zahlen der Infizierten in Deutschland stiegen ebenso wie die die Zahlen der einzelnen Bundesländer exponentiell an. Gleiches gilt für die Zahlen der Verstorbenen insgesamt aber auch der Verstorbenen der einzelnen Bundesländer. Und selbiges gilt für die Zahle der wieder Genesenen – sowohl für Deutschland als auch für die Bundesländer. Nicht jeden Tag sind die Werte identisch mal sind es +5% mal +50%. Aber der Zeitraum einer Verdopplung oder Verdreifachung war im Schnitt stabiler. Jedoch zeigten verschiedene Maßnahmen auch Wirkung, so dass das mathematisch perfekte Modell früh abflachte. Exponentielles Wachstum liegt solange vor, solange ein Infizierter im Durchschnitt mehr als eine Person ansteckt.

Am 22. März 2020 beschloss die Bundesregierung zusammen mit den Bundesländern ein Kontaktverbot ab dem 23. März. Bayern hat kurz zuvor eine Ausgangsbeschränkung verhängt. Diese sollte etwa 14 -20 Tage nach ihrem Eintritt (21. März 2020) Wirkung zeigen.

Ein weiterer Hotspot ist der Hohenlohekreis in Baden-Württemberg. Dort gibt es gleich zwei „Hotspot"-Gemeinden mit besonders vielen Infizierten. Der Hohenlohekreis östlich von Heilbronn ist der bevölkerungsärmste Kreis im Südwesten. 278 Infizierte und drei Todesfälle sind in dem Kreis gemeldet. (Stand 25.03.2020) Auf 100.000 Einwohner gerechnet entspricht das einer Infizierten-Quote von 248. Nur im nordrhein-westfälischen Heinsberg war sie höher. Nach absoluten Zahlen liegt der Hohenlohekreis auf dem vierten Platz Ein Infektionsherd war offenbar ein Konzert mit mehreren Posaunenchören am 1. März in einer kleinen Kirche im Ort Kupferzell. Dort gibt es derzeit 74 Fälle. In Pfedelbach gibt es 92 Infizierte. .[77]

Ab April 2020 erklärte das RKI die gesamte Welt zum Risikogebiet mit entsprechenden Folgen.

---

77 HohenlohekreisAngesteckt beim Posaunen-Chor: Der deutsche Corona-Hotspot, den kaum jemand kennt
(https://www.focus.de/gesundheit/news/hohenlohekreis-angesteckt-beim-posaunen-chor-der-deutsche-corona-hotspot-den-kaum-jemand-kennt_id_11814262.html)

8.4.1.3 Warum starben in Deutschland weniger Infizierte?

Trotz aller Dramatik rund um das Virus: In Deutschland starben die ersten Patienten relativ spät. In Deutschland selbst aber auch in Niedersachsen gab es bereits über 1.000 Infizierte bis sich der erste Todesfall ereignete.

"Italien, Spanien, diese Länder sind wahrscheinlich schon weiter in der Epidemie als Deutschland", sagt Richard Pebody, Experte der Weltgesundheitsorganisation (WHO). Dort dürften die ersten Infizierten schon viel früher unentdeckt geblieben sein und das Virus habe sich wahrscheinlich unbemerkt in der Bevölkerung verbreitet. Es dauere nach der Infektion eine Weile, bis sich Komplikationen einstellten. Viele Patienten seien etwa 10 Tage nach der Infektion ins Krankenhaus oder auf die Intensivstation gekommen. Viele bekamen 10-14 Tage manche wochenlange intensivmedizinische Betreuung, bevor sie gesund werden. Ähnliches gelte in Italien für Menschen, die an den Folgen von COVID-19 versterben.

Viele Länder testeten weniger als Deutschland. Daher waren nur diejenigen bekannt, die tatsächlich infiziert waren. Viele Infizierte ohne oder mit leichten Symptome wurden gar nicht erst registriert.

Deutschland führt Gruppentests durch. Zehn Proben werden dabei gleichzeitig getestet. Wenn die Gruppe-Probe positiv ist, werden die zehn Einzel-Proben umgehend noch einmal gesondert getestet. Dies steigert die Effizienz der Tests enorm. In Italien war das Durchschnittsalter der registrierten Infizierten bei 63 Jahren, in Deutschland war es dagegen zunächst bei 45 Jahren.[78] Im April 2020 lag das Durchschnittsalter in Deutschland bei 49 Jahren.

Bis Mitte April ist in Deutschland die Zahl der Toten im Verhältnis zu den bestätigt Infizierten ebenfalls angestiegen (3.500 von 133.000) und betrug somit 2,6%, am 5. April waren es 1,5% und am 29. März noch unter 1%.

8.4.2 Schweiz

Die Schweiz ist von Klein- und Zwergstaaten abgesehen neben Italien und Spanien relativ gesehen eins der am meisten betroffenen Länder in Europa. Dies liegt vermutlich an der Nähe zu dem Hotspot Norditalien insbesondere Mailand und der Lombardei, Südtirol und Venetien. Die Schweiz hat eine Bevölkerung von etwa 8,5 Millionen Menschen, Deutschland im Vergleich dazu 83 Millionen also 9,8 mal so viel.

Am 25. Februar 2020 wurde der erste Infizierte in der Schweiz gemeldet. Am 01.03.2002 waren es schon 27 Fälle. Am 05. März 2020 waren es 114 Fälle und es gab den ersten Toten.

---

78 25.03.2020 - Rätsel um Virus-Todesrate: Warum in Deutschland weniger Infizierte sterben (https://www.focus.de/panorama/welt/raetsel-um-virus-todesrate-warum-in-deutschland-weniger-infizierte-sterben_id_11807850.html)

Am 11. März 2020 gab es schon 652 Infizierte (+472%) und 4 Tote (+400%). Dies setzte sich fast ungebremst fort. Am 20.03.2020 gab es 5.794 (+788%) Infizierte und 54 Tote (+1250%).

Die Einreise in und Ausreise an der Schweizer Grenze wurde ab dem 16. März 2020 von Deutschland nur noch aus triftige Gründe zugelassen.

Am 25. März 2020 waren es 10.900 (+88%) Infizierte und 153 Tote (+183%). Auf Deutschland hochgerechnet wären dies 106.000 Infizierte und 1.500 Tote. 128,2 pro 100.000 sind Infiziert.

Am 01.04.2020 gab es 17.700 (+62%) Infizierte und 485 Tote (+216%).

Am 06.04.2020 waren in der Schweiz mittlerweile 21.600 Menschen infiziert und über 760 Verstorben. Auf Deutschland hochgerechnet wären das 211.000 Infizierte und 7.448 Tote.

Am 15.04.2020 waren mittlerweile 26.300 (+4.700 in 9 Tagen) Personen infiziert und 1.240 (+480 in 9 Tagen) verstorben. Auf Deutschland hochgerechnet entsprach dies 257.740 Infizierten und über 12.000 Toten.

8.4.3 Österreich

Die Epidemie in Österreich startete in den östlichen Skigebieten im Bundesland Tirol. Eine Deutsche Touristin wurde bei ihrer Rückkehr Ende Januar 2020 aus Kühtai positiv getestet.

Ende Februar wurden zwei in Österreich lebende Italiener, die in der der Lombardei waren, in Innsbruck positiv getestet.

Der österreichischen Skigebiet-Ort Ischgl in Tirol und insbesondere der Après-Ski-Bar Kitzloch war ein Infektions-Hotspot. Hunderte von Infizierten hatten Bezug zum Ort. Bis Mitte März dauerte der Skibetrieb inklusive der Skipartys. Ein Deutscher Barkeeper wurde am 7. März positiv getestet. Die österreichischen Behörden gehen davon aus, dass der Barkeeper Patient 0 sei und das von ihm aus viele weitere Menschen angesteckt wurden. Alternativ dazu wird eine Schweizer Touristin genannt, die sich am 5. Februar außerhalb Österreichs angesteckt haben soll und Wochen später positiv auf COVID-19 getestet wurde. Sie soll das Virus nach Ischgl gebracht haben. In Hamburg sollen mindestens 19 Urlauber, in Borken 21 Urlauber und in Leipzig 16 Urlauber positiv getestet worden sein nachdem sie in Ischgl waren.[79] Ende Februar soll in einem Betrieb ein COVID-19-Fall bekannt gewesen sein.Das Bundesland Tirol wurde massiv kritisiert. Behörden und Politikern wurde vorgeworfen, auf die Entwicklungen in Ischgl zu spät reagiert zu haben.[80] ÖVP-Na-

---

79   02.04.2020 Rätsel um „Patienten Null" in Ischgl: Tirol hält an Barkeeper-Theorie fest (https://www.focus.de/politik/ausland/corona-drama-in-ischgl-buergermeisterin-klagt-tirol-als-seuchenherd-hinzustellen-empfinde-ich-als-unverschaemtheit_id_11842453.html)

80   24.04.2020 ff Erster Corona-Fall offenbar vertuscht Infektionsherd Iscgl: Urlauberin warnte vor Corona-Chaos - die Behörden blockten ab (https://www.fr.de/panorama/corona-ischgl-coronavirus-COVID-19-tirol-oesterreich-ski-bar-zr-13602914.html)

tionalrat[81] Franz Hörl warnte den Wirt des "Kitzloch" per SMS Tage vor der Sperre von Ischgl vor dem möglichem Saison-Aus. „sperre Dein Kitz Bar zu – oder willst Du schuld am Ende der Saison in Ischgl u eventuell Tirol sein" (sic), schrieb Hörl am 9. März an den Wirt des „Kitzloch" in Ischgl. Hörl ist Sprecher der Tiroler und der österreichischen Seilbahnwirtschaft. [82]

Ab dem 10. März durften Passierflugzeuge aus Norditalien, Südkorea und dem Iran vorläufig nicht mehr landen. Ab dem 11. März wurden Schulen und Universitäten geschlossen. Ab dem 11. März wurden Veranstaltungen mit mehr als 100 Menschen in Gebäuden und mehr als 500 Menschen im Freien abgesagt. Skigebiete wurden vorzeitig geschlossen. Transitfahrten ohne Stopp in Österreich waren noch zugelassen. Ansonsten wurden Gesundheitsnachweise bei der Einreise verlangt.

Ab dem 18. März wurden Ausgangssperren erlassen und alle 279 Tiroler Gemeinden unter Quarantäne gestellt.

Am 27. März 2020 hat das RKI ganz Österreich als Risikogebiet eingestuft. Ab dem 30. März wurde bekannt gegeben, dass bei Einkäufen künftig Mund-Nasen-Schutzmasken zu tragen sei. Dieses Gebot wurde kurz danach auf die öffentlichen Verkehrsmittel ausgedehnt. Bundeskanzler Sebastian Kurz kündigte am 06. April an, die Maßnahmen nach Ostern zu lockern, zunächst sollten kleinere Geschäfte öffnen dürfen – am Mai dann auch Größere. Es gibt hier Proteste des Einzelverbandes.

Österreich hatte 8,86 Millionen Einwohner. Deutschland hatte somit 9,4 mal so viele Einwohner. In Österreich wurden die ersten beiden Fälle am 25. Februar 2020 bekannt. Die ersten 100 Fälle gab es am 8. März. Am 13. März gab es bereits über 300 Infizierte und das erste Todesopfer. Österreich war da auf die Einwohnerzahl umgerechnet schon etwas mehr betroffen als Deutschland. Am 17. März gab es in Österreich erstmals mehr als 1.000 Infizierte und drei Tote. Am 24. März gab es erstmals mehr als 5.000 Infizierte und 28 Tote. Beides war im Vergleich zu Deutschland etwas erhöht (33.000 / 160). Am 31. März 2020 gab es in Österreich erstmals mehr als 10.000 Infizierte und 128 Tote. (Deutschland 71.000 / 700). Im April zeigen die Maßnahmen zur Eindämmung Wirkung: die Zahl der Infizierten pro Tag stieg langsamer. Am 1. April waren 10.600 Menschen in Österreich infiziert und 146 verstorben. Am 8. April waren es 273 Tote bei knapp 13.000 infizierten. Am 15. April waren es 14.300 Infizierte und 393 Tote. In Deutschland waren es 133.000 und 3.600 – somit war das Verhältnis mittlerweile ausgeglichen.

---

81 Nationalrat ist ein Abgeordneter der Österreichischen Parlamentskammer;
    ÖVP steht für die „Österreichische Volkspartei" – vergleichbar zur CDU in Deutschland

82 20.03.2020 Seilbahner wussten frühzeitig um die Corona-Bombe Ischgl
    (https://kurier.at/chronik/oesterreich/seilbahner-wussten-fruehzeitig-um-die-corona-bombe-ischgl/
    400788305)

8.5   Europa

In Europa stehen Italien und Spanien für die Länder mit den meisten Infizierten und den meisten Opfern an Menschenleben. Im Verhältnis zur Bevölkerung haben auch die Schweiz, Belgien, Frankreich die Niederlande und Schweden viele Verstorbene (Siehe Kapitel 8.3.4 Länder mit den meisten (relativ) verstorbenen Menschen).

8.5.1   Italien

Innerhalb kürzester Zeit entwickelte sich Italien zum weltweit zweiten Corona-Epizentrum nach China. In Europa hatte Italien bis Ende März absolut gesehen am meisten betroffene Infizierte im Land noch Anfang April die meisten Toten. Während Anfang April die Zahl der Toten noch langsam anstieg, haben die USA Italien am 11. April diesbezüglich überholt. Spanien hatte ab dem 4. April mehr Infizierte als Italien. Es ist möglich, dass Spanien, Frankreich und Großbritannien ab Mai mehr Tote haben würden als Italien.

In Italien stiegen die Fallzahlen vom 22. Februar 2020 bis zum 01. März 2020 von 20 Fällen und einem Toten auf 1.100 Fälle davon 29 Tote. Am 16.03. waren es schon 54.800 Fälle (+4800% (!)) und 2.300 Tote (+7800%). Am 20.03.2020 hatte Italien mehr Todesfälle als China. Am 27. März gab es in Italien kumuliert erstmals mehr Infizierte als in China. Einen Tag vorher am 26. März wurden die USA das neue Corona-Epizentrum der Pandemie. Am 28. März hatte Italien erstmals mehr als 10.000 Tote und zwei Tage später waren es mehr als 100.000 Infizierte. Am 6. April hatte Italien 132.000 Fälle und über 16.500 Tote zu beklagen. Am 15. April waren es 165.000 Fälle und 21.650 Tote.

Italien kappte schon früh mit dem ersten Auftreten Infizierter die Flugverbindungen nach China und fühlte sich danach offenbar sicher. Zu sicher. Viren finden aber Wege, weil Menschen Wege finden. Lange konnte sich SARS-CoV-2 unbemerkt ausbreiten.

Der 38 jährige Mattia zählt als Patient 1 des eigentlichen Ausbruchs der Epidemie. Am 19. Februar wurde er in der Notaufnahme des Krankenhauses in Codogno stationär aufgenommen und am 20. Februar positiv getestet. Er wurde deswegen so spät auf Corona getestet, weil er nicht in China war. Die Person, die ihn ansteckte (Patient 0) konnte nicht ermittelt werden. Er lag drei Wochen auf der Intensivstation und verlor zwischenzeitlich das Bewusstsein. Mattia ist Manager von Unilever in Casalpusterlengo.[83]

Am 19. Februar gab es im Mailänder San-Siro-Stadion noch ein Fußballspiel mit über 44.000 Zuschauern davon 2.500 Gästen aus Valencia. Viele Erkrankungen in Italien, Spanien, anderen Ländern Europas, Brasilien und Algerien sind auf die Lombardei zurückzuführen.

---

83   "Ich hatte großes Glück" (https://www.spiegel.de/panorama/gesellschaft/coronavirus-italiens-patient-nummer-1-ist-geheilt-ich-hatte-grosses-glueck-a-bebbec6f-c367-4e89-b3d6-72a675edacdf)

Die Zahl der Toten und Erkrankten war nicht gleichmäßig über das Land verteilt. Am 3.4.2020 war die Lombardei mit knapp 8.000 von 14.000 Toten am stärksten betroffen. Die Emilia-Romagna hatte zum selben Zeitpunkt 1.800 Tote und in Piemont waren es 983. In Venetien, Marken und Ligurien um die 500. Die anderen Provinzen hatten deutlich weniger Tote zu beklagen. Über 85% der Toten waren über 70 Jahre alt.

In Italien – insbesondere in Norditalien - musste das Personal entscheiden, wer beatmet wird und wer keine Hilfe bekommt, nicht bekommen konnte. Teilweise wurden auch Menschen von Beatmungsgeräten abgenommen.

Am 24.03.2020 waren bereits 50 Geistliche an COVID-19 gestorben. Pater Giuseppe Berardelli aus Bergamo verzichtete darauf, künstlich beatmet zu werden. Statt seiner sollte doch lieber ein deutlich jüngerer Mann an die Maschinen angeschlossen werden, so der Geistliche. Danach verstarb er.[84]

8.5.2 Spanien

Spanien wurde neben Italien zum Pandemie-Hotspot in Europa. Spanien hat etwas mehr als ¾ der italienischen Bevölkerung. Am 04. April 2020 überholte Spanien was die absolut Zahl der Infizierten betrifft Italien und es gab in Spanien die meisten Infizierten in Europa. Italien hatte zu diesem Zeitpunkt bereits 15.300 Todesfälle, in Spanien waren es 11.800. Relativ zur Bevölkerung sind beide Länder vergleichbar schlimm betroffen. In Spanien ist insbesondere die Gegend um Madrid sowie die Provinz Katalonien besonders betroffen gewesen.

In Spanien gab es die ersten Infizierten am 1. Februar 2020. Erst am 25.02.2020 fingen die Zahlen mit sechs Infizierten an zu steigen. Da gab es in Italien bereits 320 Fälle und 10 Tote. Am 1. März gab es in Spanien 45 Infizierte. Am 4. März waren es 165 und es gab den ersten Todesfall. Am 9. März gab es bereits über 1.000 Infizierte und 28 Tote. (In Deutschland waren es zu diesem Zeitpunkt 2 Tote und in Italien bereits 460).

Ab dem 13. März gab es in Spanien dauerhaft mehr Infizierte Personen als in Deutschland. Am 15. März gab es erstmals über 5.000 Infizierte. Einen Tag zuvor stieg die Zahl der Toten über 100. Schon am 17 März war die Zahl der Infizierten auf über 10.000 (+100%) gestiegen und die Zahl der Toten auf über 500 (+400%). Die Zahl der Infizierten stieg am 20.03.2020 auf über 20.000 (+100%) die Zahl der Toten auf über 1.000 (+100%) (Deutschland zum gleichen Zeitpunkt: Knapp 20.000 Infizierte und 68 Tote. Am 26. März gab es in Spanien über 50.000 Infizierte und schon am Tag zuvor gab es mehr Tote als in China. Am 28. März waren es schon über 72.000 Infizierte und über 5.000 Tote. (Deutschland 54.000 Infizierte, 400 Tote) Am 30.03.2020 gab es über 85.000 Infizierte und somit mehr als in China.

---

84 24.03.2020 Priester, 72, überlässt Beatmungsgerät einem Jüngeren – und stirbt
(https://www.welt.de/vermischtes/article206766823/Corona-in-Italien-Priester-ueberlaesst-Beatmungsgeraet-einem-Juengeren.html)

(Deutschland 66.000 Infizierte 600 Tote) Am 4. April gab es in Spanien mehr als 124.000 Infizierte und über 11.000 Tote. (In Deutschland 95.000 Infizierte; 1.400 Tote). Am 15. April waren es 177.600 Infizierte und 18.550 Tote.

8.5.3 Frankreich

Frankreich war relativ früh betroffen. Schon Im Januar gab es die ersten drei Fälle. Den ersten Todesfall in Europa gab es am 15.02.2020 in Frankreich. Da waren insgesamt 12 Menschen infiziert. Am 1. März gab es in Frankreich über 100 Infizierte und zwei Tote. Am 6. März waren es erstmals über 500 Infizierte. Schon am 8. März waren es über 1.000 und es gab 19 Tote. Am 17. März stieg die Zahl in Frankreich auf über 5.000 Infizierte und über 100 Verstorbene (In Deutschland waren es über 7.000 Infizierte und 17 Tote) Am 19.03.20202 stiegen die Zahlen auf über 10.000 Infizierte und über 243 Tote. Am 24.03.2020 gab es erstmals über 20.000 Infizierte und über 1.000 Tote.

Die Zahl der Toten war somit in Frankreich europaweit am drittthöchsten – weltweit am fünfthöchsten. Am 31.03.2020 gab es in Frankreich mehr Tote als in China. Am 02.04.2020 gab es in Frankreich knapp 60.000 Infizierte und erstmals über 5.000 Tote. (Deutschland 84.000 Infizierte und 1.100 Tote) Weltweit gab es nur in den USA, Italien und Spanien mehr Tote. Am 11.04.2020 waren es über 93.000 Infizierte und fast 14.000 Tote. Am 15. April gab über 106.000 Infizierte und 17.100 Verstorbene.

Am stärksten war die Region Paris und die Region Grand Est mit über 26.500 sowie 16.700 Fällen betroffen. (Zahlen vom 15.04. Fälle insgesamt um die 106.000) Aus dem Elsass wurden schwer erkrankte Patienten in Deutschland behandelt.

Am 1. März wurde der Louvre geschlossen. Ab dem 26. März 2020 wurden Patienten über 80 Jahren nicht mehr beatmet. In Frankreich wurden sehr strenge Ausgangssperren erlassen und hohe Strafen eingeführt. Menschen durften ihre Wohnung ohne triftigen Grund nur wenige hundert Meter verlassen. In Paris leben oft sehr viele Menschen in viel zu kleinen Wohnungen. Ausgangssperren führen daher oft zu einer hohen psychischen Belastung. Frankreich verhinderte mit Straßensperren aktiv die Ausreise aus Paris kurz vor den Osterfeiertagen.

8.5.4 Niederlande

Die Niederlande haben ihrer 17,3 Millionen Bewohnern relativ wenige Restriktionen auferlegt.[85] Das ursprüngliche Ziel der Regierung war eine zeitnahe Herden-Immunität.

Die Niederlande haben am 04. April 2020 mit insgesamt über 1.600 Toten verhältnismäßig pro eine Million Einwohner eine hohe Quote an Verstorbenen. Es gab zu diesem Zeitpunkt knapp 17.000 registrierte Infizierte. Deutschland mit fast 5 mal mehr Einwohnern hatte zum selben Zeitpunkt 1.400 Tote. NRW von der Größe und den Einwohnerzahlen vergleichbar zu den Niederlande hat 20.000 Infizierte und 250 Tote zur selben Zeit.

Am 15. April waren 28.000 Menschen infiziert und 3.130 verstorben.

Die Niederlande haben ihre Grenzen zunächst gar nicht geschlossen und später dann nur für Menschen aus Drittstaaten (Also nicht zur EU gehörig). Ab dem 15. März wurden wie in anderen Ländern auch Maßnahmen getroffen, die aber noch relativ moderat waren, wie Schulschließungen, Restaurantbesuche und öffentliche Begegnungsstätten.

8.5.5 Schweden und Skandinavien

Ähnlich wie die Niederlande verzichtete Schweden zunächst auf größere Maßnahmen. Am 04.04.2020 gab es in Schweden 6.400 Infizierte Menschen. Dies ist verhältnismäßig wenig im Vergleich zu Deutschland. Tatsächlich ist die Zahl der Verstorbenen mit 373 andererseits wiederum relativ hoch. Insbesondere im Vergleich zu Dänemark (4000 Infizierte, 161 Tote), Norwegen. (5.500 Infizierte und 62 Tote) oder zu Finnland (1.882 Infizierte 25 Tote), die alle drei jeweils etwa 40% weniger Bevölkerung haben. Norwegen erklärte am 6. April, dass Corona unter Kontrolle sei. Norwegen hat am 12. März Ausgangsbeschränkungen verhängt und die Schließung von Kitas, Schulen und Universitäten sowie ein Verbot aller Sport- und Kulturveranstaltungen angeordnet. Die Übertragungsrate sei mittlerweile auf 0,7 gesunken. Vor Einführung der Schutzmaßnahmen gegen Corona Mitte März hatte dieser Wert bei 2,5 gelegen. Auch die Zahl der neu eingelieferten Corona-Patienten in Norwegens Krankenhäusern war in den vergangenen Tagen zurückgegangen.[86]

In Schweden waren am 15. April 2020 knapp 12.000 Menschen infiziert und 1.200 verstorben. In Norwegen waren es 6.740 Infizierte und 150 Tote, in Dänemark waren es 6.681 Infizierte und 300 Tote, in Finnland waren es 3.237 Infizierte und 72 Tote. Deutschland hat acht mal mehr Einwohner als Schweden. Während

---

85 25.03.2020 Strategie gegen das Coronavirus Holland im Lot
    (https://www.spiegel.de/politik/ausland/coronavirus-strategie-der-niederlande-a-ebb96d2d-292a-4a1f-b45d-9b91bba042c8)
86 06.04.2020 Regierung: Corona-Ausbruch in Norwegen "unter Kontrolle"
    (https://www.stern.de/news/regierung--corona-ausbruch-in-norwegen--unter-kontrolle--9213756.html)

Deutschland 3.600 Tote hat hätte Schweden bei gleicher Bevölkerungszahl knapp 10.000.

8.5.6 Großbritannien

Das Vereinigte Königreich hielt sich mit Maßnahmen längere Zeit zurück. Eine Herden-Immunität war von der Regierung erwünscht. Das Britische Gesundheitssystem ist seit Jahren marode und die Kapazitäten an Intensivbetten und Beatmungsgeräten sind äußerst knapp. Boris Johnson erklärte, dass viele Menschen vor ihrer Zeit gehen müssten. In Großbritannien sind mehr Menschen gestorben als in Deutschland aber weniger als in Frankreich. Relativ gesehen hat GB weniger Tote als Belgien, die Niederlande oder Schweden.

Noch am 13. März wollte Johnson keine Großveranstaltungen absagen. Wenige Stunden später tat er dies dennoch. Mitte März änderte die Regierung im Vereinigten Königreichs ihren Kurs: Kurze Zeit später wurden die Schulen geschlossen.

Am 5. März gab es den ersten Toten in Großbritannien und über 100 Infizierte. am 15. März gab es erstmals über 1.000 Infizierte auf den Inseln und 21 Tote. Am 19. März stieg die Zahl der Toten auf über 100. Am 23. März stieg die Zahl der Infizierten auf über 5.600 und es gab 281 Tote (In Deutschland zur gleichen Zeit 24.000 Infizierte und 94 Tote). Am 26. März gab es über 10.000 Infizierte und 578 Tote (Deutschland 43.000 davon 262 Verstorbene). Am 28. März gab es über 1.000 Tote. Am 1. April waren es knapp 30.000 Infizierte und über 2.300 Tote. (Deutschland 77.000 Infizierte, 900 Tote) Am 04. April waren es 41.000 Infizierte und über 4.000 Tote. (Deutschland 95.000 Infizierte und 1.400 Tote) Am 12. April gab es in Großbritannien knapp 80.000 Infizierte und knapp 10.000 Tote. Am 15. April waren es schon knapp 100.000 Infizierte und knapp 13.000 Tote. Schätzungen gehen davon aus, dass das Vereinigte Königreich das europäische Land mit den meisten Opfern sein wird   .

Am 27. März gab Boris Johnson bekannt, dass er sich infiziert hatte und begab sich in Quarantäne. Er arbeitete von zu Hause aus. Seine schwangere Verlobte hatte sich auch angesteckt. Da er sich nicht schonte kam er am 5. April abends ins Krankenhaus. Am 6. April wurde er mit Sauerstoff versorgt, aber nicht beatmet. Johnson hatte seinen Außenminister Dominic Raab damit beauftragt, ihn zu vertreten. Zunächst hatte Johnson die Regierungsgeschäfte noch aus der Klinik weitergeführt. Am 12. April wurde er entlassen und ruhte sich auf dem Landsitz der Regierung aus.[87]

---

87 12.04.2020 Boris Johnson:"Dinge hätten auch anders ausgehen können" (https://www.sueddeutsche.de/politik/corona-grossbritannien-johnson-krankenhaus-entlassen-1.4874762)

8.6   China

Am 31.12.2019 meldete der Spiegel: „In der chinesischen Millionenstadt Wuhan sind knapp 30 Menschen an einem rätselhaften Lungenleiden erkrankt. Gerüchte schüren Angst vor dem gefährlichen Sars-Virus, doch die Behörden beschwichtigen."[88] [89] [90] Ursprünglich wurden angeblich keine Mensch-zu-Mensch-Übertragungen sowie Infizierungen von Personal festgestellt.

Schnell entwickelte sich Wuhan und die Provinz Hubei zum ersten Corona-Epizentrum. Zunächst wurde die Stadt abgeriegelt danach die Provinz. Dank der längeren Vorlaufzeit und dem anstehenden Chinesischen Neujahrsfest war ein großer Teil der Bevölkerung nicht mehr in Wuhan. Dies führte auch dazu, dass sich das Virus in China verbreiten konnte.

Ab dem 19. Februar schien die Fallzahlen kaum noch stiegen. Ab dem 11. März stiegen auch die Zahlen der Verstorbenen noch sehr langsam im niedrigen zweistelligen Bereich.

Die gemeldeten Zahlen von China scheinen jedoch schwer glaubhaft. Die Zahl der Toten in China in Verbindung mit COVID-19 waren am 6. März 2020 etwas mehr als 3.000 am 31. März waren es 3.300. Im gleichen Zeitraum hatte es in Italien bereits über 12.000 Tote gegeben. Auch die Infektionen sind in China von 79.000 auf 81.500 kaum gestiegen. In Italien sind im gleichen Zeitraum über 100.000 infiziert worden, in den USA über 180.000. Wegen dieser Vergleichszahlen zweifeln viele Wissenschaftler die Zahlen aus China an. Anhand von ermittelten Urnen und Hochrechnungen gehen Experten davon aus, dass in Wuhan 20.000 bis 40.000 Menschen in Verbindung von COVID-19 verstorben sein könnten.[91]

---

88   31.12.2019 Zentralchina meldet mysteriöse Lungenkrankheit
     (https://www.spiegel.de/gesundheit/diagnose/wuhan-zentralchina-meldet-mysterioese-lungenkrankheit-a-1303225.html)
89   01.01.2020 Mysteriöse Lungenkrankheit in China ausgebrochen
     https://www.wienerzeitung.at/nachrichten/chronik/welt/2044591-Mysterioese-Lungenkrankheit-in-China-ausgebrochen.html
90   China: Mediziner identifizieren Wuhan-Virus
     (https://www.mdr.de/nachrichten/politik/ausland/wuhan-virus-in-china-100.html)
91   29.03.2020 Verwirrung um Urnen für die Corona-Toten von Wuhan
     (https://www.derstandard.de/story/2000116300763/verwirrung-um-urnen-fuer-die-corona-toten-von-wuhan)

8.7   USA

Während die Zahlen der Infizierten in den USA anfangs sehr langsam anstiegen und die Regierung diverse Maßnahmen relativ früh einleitete entwickelten sich die USA ab Mitte März zu dem absoluten Corona-Epizentrum weltweit. Die USA verboten zunächst Einreisen aus China. Als in Europa die Zahl der Infizierten stieg wurden Einreisen aus Teilen der EU und dann aus ganz Europa und Mexiko verboten. Doch das Virus war schon im Land.

Am 26. März gab es in den USA 82.5000+ bestätigte Infizierte und somit erstmals mehr als in China. Auch die Zahl der Tote übersprang an diesem Tag die 1.000er Marke. Am 27. März gab es in den USA bereits über 100.000 Fälle. Am 31. März waren es schon über 180.000 Fälle (+80% innerhalb von Vier Tagen). Gleichzeitig hatten die USA an dem Tag mit über 3.700 Toten mehr Tote als China. An COVID-19 sind somit auch mehr Menschen gestoben als bei den Terroranschlägen am 11. September 2001. Nur in Italien und Spanien gab zu diesem Zeitpunkt noch mehr Tote. Doch es ist davon auszugehen, dass auch die Zahl der Verstorbene in den USA weiter stark steigen werden. Die Regierung der USA meinte, es wäre ein Erfolg wenn die Zahl der Toten unter 100.000 blieben. Am 1. April waren es schon über 200.000 Infizierte und knapp 5.000 Tote. Am 2. April gab es in den USA mehr Infizierte als in Spanien und Italien zusammen. Über 20% aller Infizierten lebten in den USA. Am 04.04.2020 waren es schon über 300.000 Infizierte und 8.200 Tote. Trump meinte am 9. März 2020: Letztes Jahr seien 37.000 US-Bürger an einer gewöhnlichen Grippe gestorben. Die US-Börsen gingen da gerade mit deutlichen Kursverlusten in den Handel. Die Durchschnittszahlen lägen zwischen 27.000 und 70.000 Grippetoten pro Jahr.[92] Trump nahm Corona anfangs nicht wirklich ernst.

Zum Corona-Hotspot in den USA entwickelte sich sehr schnell der Bundesstaat New York und dort insbesondere die Stadt New York City. Alleine im Welt-Wirtschaftszentrum waren am 15. April über 200.000 Menschen infiziert und somit mehr als in Italien oder Spanien. Über 10.000 Menschen sind in New York gestorben. In New Jersey waren es zum gleichen Zeitpunkt über 68.000 Infizierte, in Michigan über 25.000. Im Vergleich dazu waren es in Deutschland knapp 133.000 Infizierte und 3.500 Verstorbene. Am 11. April 2020 standen die USA endgültig als das am stärksten betroffene Land fest. Über 525.000 Menschen waren Infiziert und mittlerweile waren auch mehr als 20.000 gestorben. In Italien waren es zu dem Zeitpunkt 19.500 Tote. Die USA hatten fast so viele viele Infizierte wie die nächsten vier am meisten betroffenen Länder Spanien, Italien, Deutschland und Frankreich zusammen. Am 15. April waren in den USA über 636.000 Menschen infiziert und es sind über 30.700 verstorben. Die Zahl der Infizierten steigt um 20.000-25.000 pro Tag, die Zahl der Toten um etwa 2.000. Im Vergleich dazu hat Kanada 28.192 Infizierte und 1.000 Tote bei weniger als 1/10 der Bevölkerung.

---

92   09.03.2020 Trump: Zehntausende US-Bürger sterben jährlich an Grippe
      (https://www.oldenburger-onlinezeitung.de/nachrichten/trump-zehntausende-us-buerger-sterben-
      jaehrlich-an-grippe-35501.html)

Wie absurd die Epidemie in den USA eingeschätzt wurde, lässt sich an einigen Donald Trump Zitaten erkennen.[93]

22. Januar (CNBC-Interview - Am Vortag war der erste Corona-Fall in den USA bekannt geworden): "Wir haben es völlig unter Kontrolle. Es ist eine Person, die aus China kommt, und wir haben es unter Kontrolle. Es wird alles gut werden."

30. Januar (in Michigan - An diesem Tag erklärt die WHO die Ausbreitung des Virus zur "gesundheitlichen Notlage von internationaler Tragweite"): "Wir haben in diesem Land im Moment ein sehr kleines Problem - fünf. Und all diese Menschen erholen sich erfolgreich."

10. Februar (im Fox-Business-Interview): "Sie wissen, dass es im April angeblich mit dem heißeren Wetter stirbt. Und das ist ein wunderbares Datum, auf das man sich freuen kann."

26. Februar (in Pressebriefing): "Es ist in etwa wie die normale Grippe, gegen die wir Impfungen haben. Und im Prinzip werden wir dafür ziemlich schnell eine Grippeimpfung bekommen."

6. März (bei Besuch in Atlanta): "Ich mag dieses Zeug. Ich verstehe es wirklich. Die Leute sind überrascht, dass ich es verstehe. Jeder dieser Ärzte sagte: 'Woher wissen Sie so viel darüber?' Vielleicht bin ich ein Naturtalent. Vielleicht hätte ich das tun sollen, anstatt als Präsident zu kandidieren."

9. März (auf Twitter): "Die Fake-News-Medien und ihre Partner, die Demokratische Partei, tun alles in ihrer halbwegs beachtlichen Macht (früher war sie größer!), um die Corona-Lage stärker anzuheizen, als die Fakten es hergeben."

15. März (in Pressebriefing): "Es ist ein hochansteckendes Virus. Unglaublich. Aber wir haben eine ungeheure Kontrolle darüber."

17. März (in Pressebriefing): "Ich habe immer gewusst, dass das eine Pandemie ist. Ich hatte das Gefühl, dass es eine Pandemie ist, lange bevor es als Pandemie bezeichnet wurde."

29. März (über bevorstehende Todesfälle): "Wenn wir es so eindämmen können [...], dass wir zwischen 100.000 und 200.000 haben, dann haben wir alle zusammen einen guten Job gemacht."

1. April (Am Vortag wurden fast 190.000 US-Infektionen bekannt): "Dieses scheußliche, scheußliche Virus. Sie sehen, wie schrecklich es ist, vor allem, wenn Sie sich die Zahlen von gestern anschauen."

3. April (über die Empfehlung, Stoffmasken zum Schutz zu tragen): "Das ist freiwillig. [...] Ich habe mich entschieden, es nicht zu tun."

7. April: **"Die WHO hat es wirklich vermasselt."**

---

93   Zitate von Donald Trump (https://www.gmx.net/magazine/news/coronavirus/zitate-donald-trump-coronakrise-gewusst-34605864)

8.8 Afrika

Die Zahlen in Afrika sind Ende März weitgehend übersichtlich niedrig. Ende März melden mehr als 30 afrikanische Länder Corona-Fälle, die meisten wurden aus Europa „importiert". Experten sind sich einig: Wenn sich das Virus auf dem Kontinent weiter ausbreitet, könnte dies für viele Menschen dramatische Folgen haben. Insbesondere die Menschen in den Armenvierteln sind vom Corona-Virus bedroht.[94]

Auf der einen Seite ist die Temperatur in Afrika sehr hoch, so dass der Kontinent hier ein Vorteil im Falle Corona haben könnte. Auf der anderen Seite ist das Gesundheitswesen in Afrika in katastrophalem Zustand. Die Möglichkeiten Tests durchzuführen sind in Afrika entsprechend gering.

Diese Liste enthält die Länder mit den meisten bestätigten Infektionen in Afrika.

Land	Fälle	Tote
Südafrika	1.655	11
Algerien	1.320	152
Ägypten	1.173	78
Marokko	990	69
Kamerun	650	9
Tunesien	574	22
Burkina Faso	345	17
Réunion	344	0
Elfenbeinküste	261	3
Nigeria	232	5
Mauritius	227	7
Senegal	222	2
Ghana	214	5
Niger	184	10
DR Kongo	148	16
Kenia	142	4

Stand 05.04.2020

Südafrika als das am höchsten entwickelte Land des Kontinents hat die meisten infizierten Menschen. Ansonsten ist vor allem Nordafrika betroffen. Die ermittelten Zahlen sind jedoch Anfang April formal noch nicht besorgniserregend. Die Frage ist wie es mit den Dunkelziffern aussieht.

---

94 26.03.2020 Wie sich Afrika für das Coronavirus rüstet (https://www.deutschlandfunk.de/COVID-19-wie-sich-afrika-fuer-das-coronavirus-ruestet.1939.de.html?drn:news_id=1113312)

Diese Liste enthält die Länder mit den meisten COVID-19-Toten in Afrika.

Land	Fälle	Tote
Algerien	1.320	152
Ägypten	1.173	78
Marokko	990	69
Tunesien	574	22
Burkina Faso	345	17
DR Kongo	148	16
Südafrika	1.655	11
Niger	184	10
Kamerun	650	9
Mauritius	227	7
Nigeria	232	5
Ghana	214	5
Republik Kongo	45	5
Mali	45	5
Kenia	142	4
Elfenbeinküste	261	3
Togo	44	3

Stand 05.04.2020

8.9   Weitere Länder

8.9.1   Iran

Eine Zeitlang war der Iran neben Italien das akut am meisten betroffene Land. Seit Jahren ist der Iran wegen diversen Sanktionen – insbesondere durch die USA – in wirtschaftlichen Schwierigkeiten. Das Gesundheitssystem ist in keinem guten Zustand. Das Wachstum der bestätigten Infektionen und der Toten hat sich offiziell deutlich verlangsamt. In Italien gab es Ende März 2,5 mal so viele Infizierte und vier mal so viele Tote. Experten vermuten, dass der Iran die Zahlen schönt und nicht alle erkannten Infizierten und Verstorbenen meldet.[95]

8.9.2   Südkorea, Südostasien und Japan

Südkorea war anfangs neben China das am stärksten betroffene Land. Der größte Teil der ersten Infizierten ist auf die Shincheonji-Glaubensgemeinschaft, zurückzuführen, die initial durch eine 61-järhige Frau angesteckt wurde.

Am 26. Februar 2020 gab es über 1.000 Infizierte im Land, am 29. Februar waren es über 3.000, am 4. März waren es über 5.000, am 14. März über 8.000 und am 3. April über 10.000. Das Wachstum ist somit eher moderat. Die Verdopplungszeit von 5.000 auf 10.000 betrug fast 30 Tage. Insgesamt starben bis zum 4. April 2020 etwas mehr als 180 Menschen an COVID-19. Am 15. April waren es 10.600 Infizierte und 225 Tote.

Südkorea hat sehr viel getestet, um infizierte Personen zu finden. Es wurden auch Daten von Mobilfunkbetreibern ausgewertet.

Südostasien und Japan haben die Pandemie augenscheinlich gut im Griff.

8.9.3   Taiwan

Taiwan hatte ausgearbeitete Pläne für den Fall eines erneuten Ausbruchs von SARS. Diese Pläne wurde beim Auftreten von COVID-19 zügig aktiviert. Diese Pläne beinhalteten diverse Maßnahmen, wie Messen der Temperatur von Einreisenden, Produktion von Atemschutzmasken oder proaktive Suche Infizierter.

Es zeigte sich, dass die Maßnahmen sehr effektiv waren. Der erste Infizierte wurde am 21. Januar ermittelt. Ab dem 14. März fingen die Zahlen stärker anzusteigen und erst am 18. März gab es in Taiwan mehr als 100 Infizierte. Am 26. März gab es 252 Infizierte und zwei Verstorbene. Am 06. April waren es 373 Infizierte (+48% in 11 Tagen) und fünf Verstorbene (+150% von niedrigem Niveau ausgehend). Am 15. April 2020 waren es 395 Infizierte und 6 Tote. Taiwan hat die Epidemie im Griff.

---

95   06.04.2020 Auf der Suche nach der iranischen Corona-Wahrheit
(https://www.welt.de/politik/ausland/plus207042235/Wie-viele-Opfer-gibt-es-wirklich-Auf-der-Suche-nach-der-iranischen-Corona-Wahrheit.html)

8.9.4 Indien

Es ist im April davon auszugehen, dass die Zahlen in Indien sehr stark anstei-gen werden. Indien hat nur 40.000 Beatmungsgeräte bei einer Bevölkerung von fast 1,4 Milliarden Menschen. Deutschland hatte zu Beginn der Epidemie 28.000 Geräte bei 1/16 der Bevölkerung.

Am 6. April 2020 hatte Indien knapp 5.000 Infizierte Menschen und 136 Tote. Am 1. April 2020 waren es noch 2.000 Fälle und 58 Tote. Dies ist ein Zuwachs von 150% innerhalb von fünf Tagen.

Am 12. April 2020 hatte Indien knapp 8.500 Fälle und mit fünf Tagen Verdoppe-lung eine der niedrigsten Raten der Welt zu diesem Zeitpunkt. Drei Tage später waren es 12.300 Fälle und 405 Tote.

8.9.5 Kurzüberblick

Neben den erwähnten Ländern sind die Zahlen in der Türkei (knapp 70.000 In-fizierte und 1.500 Tote), Brasilien (28.300 Infizierte; 1.730 Tote) und Russland (24.490; 198 Tote) am 15. April 2020 nicht unter Kontrolle. Auch Irland, Peru haben Verdopplungszeiten von unter Vier bis Zehn Tagen und bereits über 10.000 Infizier-te. Japan, Ecuador, Saudi-Arabien, Mexiko, Vereinigte Arabische Emirate, Indone-sien, Serbien, Ukraine, Belarus, Katar, Singapur, Dominikanische Republik, Kolum-bien, Moldawien und einige weitere Länder haben ebenfalls Verdopplungszeiten von unter 10 Tagen aber noch keine 10.000 Infizierte.

Belgien (33.500 Infizierte; 4.400 Tote) und Portugal (18.000 Infizierte; 600 Tote) haben dagegen vorläufig den Anstieg im Griff.

8.10 Quellen

Die Zahlen stammen teilweise vom RKI und weiteren nationalen Gesundheits-behörden. Teilweise von der Johns Hopkins University CSSE.

Die Graphische Aufbereitung der Johns Hopkins Universität ist abrufbar unter https://interaktiv.abendblatt.de/corona-virus-karte-infektionen-deutschland-weltweit/ .

9 Gesellschaftliche Auswirkungen

9.1 Deutschland

Am 13. März 2020 wurde beschlossen, Schulen und Kindergärten ab der folgenden Woche zu schließen. Dies geschah ab dem 16. / 17. März. Hessen und Rheinland-Pfalz haben die Abiturprüfungen Ende März/Anfang April durchführen lassen. Mit der Schließung von Kindergärten und Schulen sollten Kontakte zwischen den Kindern reduziert werden. In Folge sollten Kinder auch weniger Freizeit miteinander verbringen. Es gibt einen Unterschied, ob sich vier gute Freunde oder 20 Schulkinder regelmäßig treffen, sofern die vier guten Freunde nicht allzu viel Kontakt zu anderen Gruppen haben. In der Folge wurden auch Spielplätze gesperrt, obwohl die Ansteckung an der frischen Luft weniger wahrscheinlich ist als in geschlossenen Räumen. Durch enges Spielen auf den Spielplätzen kann die Infektion weitergegeben werden. Kindergeburtstage sind somit auch unerwünscht. Später im Laufe der Krise wurden Kindergeburtstage implizit durch die Kontaktverbote untersagt, weil alle Partys verboten wurden.

Bundes- und Länderregierungen vereinbarten, dass ab dem 16. März Menschen, die in Risikogebieten im Ausland oder auch im Inland waren, nicht mehr Vorsorge- und Rehabilitationseinrichtungen, Pflegeheime und besondere Wohnformen sowie ähnliche Einrichtungen betreten dürfen.

Es wurde empfohlen, dass Kinder den Kontakt zu ihren Großeltern meiden. Während jüngere Menschen und insbesondere Kinder fast immer nur milde oder gar keine Symptome haben – aber trotzdem infektiös sein können – gehören Großeltern auf der anderen Seite meistens zu den Risikogruppen, die relativ oft schwerere Verläufe von COVID-19 haben.

Obdachlose und Bettler kamen durch die Epidemie in große existentielle Probleme. Trotz der Kälte im März 2020 fanden sie oft keine warme Unterkunft. Sie gehören teilweise den Risikogruppen an: Oft ältere Menschen, Raucher, Drogenabhängige dazu mangelnde Hygiene und ein Leben in Kälte. Durch den Wegfall von Publikumsverkehr bricht gerade das „Geschäftsmodell" von Bettlern zusammen. Natürlich auch das von Straßenkünstlern.

Nordrhein-Westfalen bekam Ende März viele Angebote für medizinisches Schutzmaterial wie Kittel und Atemschutzmasken. Tatsächlich gab es Betrugsversuche gegenüber dem Land.[96]

Ende März 2020 wussten laut RKI 90% der Erkrankten, dass sie zu Hause bleiben sollten. Tatsächlich halten sich aber nur 77% daran. .[97]

---

96 https://www.youtube.com/watch?v=tMnZ0JPpsK8
97 Pressekonferenz RKI – 31.03.2020 13:45 Minute
    (https://www.youtube.com/watch?v=BWYgKlBOrWU)

9.1.1 Einteilungen von Kontaktpersonen

Das RKI teilt Kontaktpersonen in zwei Kategorien ein. [98]

1. Kategorie I-Kontaktpersonen sind Kontaktpersonen mit
   - Hoch-Risiko-Exposition (Kontaktperson mit hohem Infektionsrisiko), definiert als
   - Haushaltskontakte eines COVID-19-Falls
   - Personen, die direkten physischen Kontakt (z.B. Hände schütteln) mit einem COVID-19-Fall hatten
   - Personen, die ungeschützten, direkten Kontakt mit infektiösen Sekreten eines COVID-19-Falls hatten (z.B. Anhusten, Berühren benutzter Papiertaschentücher mit bloßen Händen)
   - Personen, die Kontakt von Angesicht zu Angesicht mit einem COVID-19-Fall in einer Entfernung ≤2 Meter in einem Radius von 2 Metern und einer Dauer von mehr als 15 Minuten hatten
   - Personen, die sich in einer geschlossenen Umgebung (z.B. Klassenzimmer, Besprechungsraum, Wartezimmer eines Krankenhauses) mit einem COVID-19-Fall für 15 Minuten oder länger in einer Entfernung von weniger als 2 Metern aufgehalten haben
   - Gesundheitspersonal oder andere Personen, die einen COVID-19-Fall direkt betreut haben oder Laborpersonal, dass mit Proben eines COVID-19-Falls gearbeitet hat; ohne dabei die empfohlene persönliche Schutzausrüstung zu tragen oder wenn eine Kontamination trotz persönlicher Schutzausrüstung vermutet wird
   - Personen mit folgenden Kontaktarten im Flugzeug:
     o Passagiere, die in derselben Reihe wie ein COVID-19-Fall oder in den zwei Nachbarreihen gesessen haben
     o Besatzungsmitglieder oder andere Passagiere, sofern eine der oben angeführten Kontaktarten zutrifft

2. Kategorie II-Kontaktpersonen sind Kontaktpersonen mit Niedrig-Risiko-Exposition (Kontaktperson mit niedrigem Infektionsrisiko), definiert als
   - Personen, die sich in einer geschlossenen Umgebung (z.B. Klassenzimmer, Besprechungsraum, Wartezimmer, Patienten-/Untersuchungszimmer) mit einem COVID-19-Fall kürzer als 15 Minuten oder in einer Entfernung von MEHR als 2 Metern zum COVID-19-Fall aufhalten.
   - Personen, die Kontakt von Angesicht zu Angesicht mit einem COVID-19-Fall in einer Entfernung ≤2 Meter und einer Dauer von weniger als 15 Minuten hatten
   - Personen, die sich im selben Flugzeug wie ein COVID-19-Fall aufgehalten hat, bei der aber Kontaktarten, wie diese bei Kategorie I-Kontaktpersonen definiert sind NICHT zutreffen

Personen der Kategorie I dürfen ihre Wohnung nicht verlassen. Personen der Kategorie II sollen soziale Kontakte auf ein Minimum reduzieren. Beim Auftreten von Symptomen sind beide Kategorien als Verdachtsfall zu behandeln.

---

98 RKI (https://www.rki.de/DE/Content/InfAZ/N/Neuartiges_Coronavirus/Kontaktperson/ Management_Download.pdf?__blob=publicationFile)

9.1.2 Ersten Einschränkungen und Änderungen

- Menschen, die in Kontakt zu infizierten Personen standen (Kategorie I und Kategorie II) durften nicht mehr in Krankenhäuser und Pflegeeinrichtungen gehen
- Für LKWs wurde das Sonntagsfahrverbot aufgehoben.
- Öffentliche Veranstaltungen und Versammlungen wurden verboten
- Der Betrieb von Einrichtungen für die Freizeitgestaltung wurde verboten (Bäder, Bordelle, Museen, Theater, Spielplätze, Diskos, Fitnessstudios usw.)
- Gastronomiebetriebe wurden zeitlich eingeschränkt und durften weniger Gäste aufnehmen mit entsprechenden Sicherheitsabstand.
- Bayern hat den Katastrophenfall festgestellt.
- Kindergärten, Schulen und Hochschulen wurden geschlossen. (Ausnahme werden bei Kindern von Eltern gemacht, deren Job für die Gesellschaft unentbehrlich ist und für die keine andere Betreuung ihrer Kinder möglich ist. Das gilt aber nur, wenn beide Elternteile eine sogenannte Schlüsselperson sind.
- Abiturprüfungen wurden verschoben
- Die Grenzübergänge zu Frankreich, Österreich, Luxemburg, zur Schweiz und nach Dänemark durften nur mit besonderem Grund überquert werden. Beispielsweise durften Pendler die Grenze überqueren. Deutsche durften auch immer einreisen.
- Bayern hat Baumärkte geschlossen
- Mecklenburg-Vorpommern (MV) hat das Grundrecht auf freie Bewegung eingeschränkt. Menschen ohne ersten Wohnsitz in MV durften nicht mehr ins Land einreisen. Selbst deutsche Touristen mussten das Land verlassen. Hintergrund ist, dass die Regierung in MV davon ausgeht, dass die medizinischen Kapazitäten für die eigene Bevölkerung (1,6 Millionen), nicht aber für 30-60% mehr Menschen im Land ausgelegt sind und dafür nicht ausreichen.
- In Deutschland wurden die Nordsee- und Ostsee-Inseln für Nicht-Insulaner gesperrt. Dies mit dem Ziel das Virus nicht auf die Inseln zu bringen, weil dort die medizinische Ausstattung rudimentärer ist als auf dem Festland.

9.1.3 9-Punkte-Plan der Regierung

Am 23. März 2020 haben sich die Bundesregierung und die Bundesländer auf neun Punkte geeinigt. Es gibt Einschränkungen, aber es gibt keine Ausgangssperre. In Bayern, Sachsen, Berlin, Magdeburg, Sachsen-Anhalt und dem Saarland wurden Ausgangsbeschränkungen verhängt. In diesen Ländern darf die eigene Wohnung nur aus triftigen Gründen verlassen werden. Besuche bei Freunden oder Bekannten sind in diesen Bundesländern nicht gestattet. Spaßfahrten mit dem Auto sind genauso wenig ein triftiger Grund wie Fahrten zu einer Zweitwohnung. In den übrigen Ländern darf man generell die eigene Wohnung verlassen und auch zu Zweitwohnsitzen reisen, jedoch muss der Sicherheitsabstands gewahrt werden und Gruppenbildungen sind im öffentlichen Raum verboten.

1. Die Bürgerinnen und Bürger werden angehalten, die Kontakte zu anderen Menschen außerhalb der Angehörigen des eigenen Hausstands auf ein absolut nötiges Minimum zu reduzieren.

2. In der Öffentlichkeit ist, wo immer möglich, zu anderen als den unter I. genannten Personen ein Mindestabstand von mindestens 1,5 m einzuhalten.

116

3. Der Aufenthalt im öffentlichen Raum ist nur alleine, mit einer weiteren nicht im Haushalt lebenden Person oder im Kreis der Angehörigen des eigenen Hausstands gestattet.

4. Der Weg zur Arbeit, zur Notbetreuung, Einkäufe, Arztbesuche, Teilnahme an Sitzungen, erforderlichen Terminen und Prüfungen, Hilfe für andere oder individueller Sport und Bewegung an der frischen Luft sowie andere notwendige Tätigkeiten bleiben selbstverständlich weiter möglich.

5. Gruppen feiernder Menschen auf öffentlichen Plätzen, in Wohnungen sowie privaten Einrichtungen sind angesichts der ernsten Lage in unserem Land inakzeptabel. Verstöße gegen die Kontakt-Beschränkungen sollen von den Ordnungsbehörden und der Polizei überwacht und bei Zuwiderhandlungen sanktioniert werden.

6. Gastronomiebetriebe werden geschlossen. Davon ausgenommen sind Lieferung und Abholung mitnahmefähiger Speisen für den Verzehr zu Hause.

7. Dienstleistungsbetriebe im Bereich der Körperpflege wie Friseure, Kosmetikstudios, Massagepraxen, Tattoo-Studios und ähnliche Betriebe werden geschlossen, weil in diesem Bereich eine körperliche Nähe unabdingbar ist. Medizinisch notwendige Behandlungen bleiben weiter möglich.

8. In allen Betrieben und insbesondere solchen mit Publikumsverkehr ist es wichtig, die Hygienevorschriften einzuhalten und wirksame Schutzmaßnahmen für Mitarbeiter und Besucher umzusetzen.

9. Diese Maßnahmen sollen eine Geltungsdauer von mindestens zwei Wochen haben.

9.1.4   Einkaufswagenpflicht

Auf den ersten Blick erscheint eine Einkaufwagenpflicht kontraproduktiv. Wer weiß wie kontaminiert die Hände des Vorgängers waren. Verschiedene Einkaufsläden verhängten Einkaufswagen-Pflicht und/oder Korb-Pflicht. Beim Wagen gibt es das Argument, dass mit ihm eine Sicherheitsabstand leichter eingehalten wird. Ein weiterer Grund für Körbe und Einkaufwagen ist die Pflicht nicht zu viele Menschen in den Laden zu lassen. Pro zehn oder zwanzig Quadratmeter dürfen Lebensmittelmärkte nur noch einen Kunden reinlassen. Bei 1000 qm dürfen 50 Kunden in den Laden gehen. Gibt es 50 Körbe oder Einkaufwagen, so darf der nächste Kunde erst in den Laden, wenn einer einen Korb wieder zurückgibt. Dies führt zu abstrusen Szenen, dass Menschen vor REWE, Aldi oder Tegut oder whatever warten müssen und ein wenig kuschelig plaudern können.

9.2   Maskenpflicht

In Österreich wurde eine Maskenpflicht beim Einkaufen eingeführt. In Deutschland und den USA wird ab April 2020 empfohlen draußen eine Maske zu tragen. Es wird vermutet, dass das Lockern der Ausgangsbeschränkungen mit der Tragepflicht von Masken verknüpft wird.

117

Es ist davon auszugehen, dass die Lockerungen in Deutschland, mit einer Maskenpflicht einhergehen werde.

9.3 Europa

Kritische Journalisten, die der Regierung in China Versagen vorwarfen und das Corona-Drama in Videos bekannt machten, sind verschwunden.

In Europa wird eher kritisiert, dass alle Panik vor dem Virus hätten – in verschiedenen Varianten. Dieses Virus soll aber eigentlich harmlos sein.

Die Homepage von Dr. Wolfgang Wodarg „https://www.wodarg.com/" wurde nach seinen Angaben mehrfach gesperrt.

Bei YouTube wurden mehrfach Videos gelöscht. Laut Tagesspiegel setzt You-Tube im Rahmen der Corona-Krise Uploadfilter ein.[99]

Ursula von der Leyen gestand ein, dass die EU-Kommission mit den großen sozialen Plattformen zusammen arbeitet. Sie fordert, dass die Plattformen mehr gegen Desinformation tun. Plattformen wie YouTube, Facebook und Twitter machen „vertrauenswürdige" Quellen sichtbarer und weniger „vertrauenswürdige" weniger sichtbar oder löschen sie. Von der Leyen fordert, dass die Plattformen ihre Daten mit Faktencheckern und Wissenschaftlern teilen, um gefährliche Gerüchte frühzeitig aufzuklären. Von der Leyen rät beispielsweise zur Seite https://ec.europa.eu/coronavirusresponse, auf der unter anderem Falschmeldungen richtig gestellt werden. Von der Leyen ruft auf, den Gesundheitsbehörden, der WHO und den Journalisten der Qualitätsmedien zu vertrauen. Von der Leyen kritisiert in ihrem Statement Fakenews, die lebensgefährlich sind und nennt als Beispiel, dass Informationen verbreitet werden wie Bleichmittel seien ein Heilmittel gegen das Virus.[100]

Tatsächlich wurden mehrere Videos gelöscht, die zwar die Gefährlichkeit des Virus verharmlosen, die die Lockdowns der Regierungen als maßlos übertrieben kritisieren und die Corona-Krise als Panikmache darstellen. Es existieren auch Videos, die Zahlen des RKI nennen und zu anderen Schlüssen kommen.

Es hat den Anschein, dass die Plattformen die Finessen gesellschaftlicher Debatten und kritischer Meinungen gegenüber den Maßnahmen, die von der Meinungsfreiheit wohl gedeckt sind, und gefährlichen Fakenews nicht zu unterscheiden vermögen.

---

99 17.03.2020 Youtube setzt Uploadfilter ein (https://www.tagesspiegel.de/wirtschaft/wegen-des-coronavirus-youtube-setzt-uploadfilter-ein/25652248.html)

100 31.03.2020 - Ursula von der Leyen - Fake News und Abzocke (deutsch) (https://www.youtube.com/watch?v=6NR5lEAvar4)

Der Niedersächsische Innenmister Pistorius will „Fake News" zum Virus bestrafen

---

Über WhatsApp wird beispielsweise seit Tagen verbreitet Ibuprofen und ACE-Hemmer gegen Bluthochdruck förderten die Verbreitung des Virus. Angeblich hätten in Italien viele der schwer erkrankten Personen Ibuprofen eingenommen. Niedersachsens Innenminister Boris Pistorius (SPD) will nun solche Fake News mit Bußgeldern und womöglich sogar Strafen ahnden. Darüber hatte zuerst der „Spiegel" berichtet. Pistorius hält Falschmeldungen für „brandgefährlich" und befürchtet, sie könnten „Panik, Hamsterkäufe und Konflikte auslösen und sind daher auf das Schärfste zu verurteilen."[101]

Die Aussage, dass COVID-19 nicht schlimmer sei als eine Grippe, kann je nach Sichtweise schon richtig sein. Werden Videos und Homepages, die solche Meinungen vertreten gelöscht, dann ist der Schritt zur Zensur nicht mehr weit. Während Ausgangssperren irgendwann gelockert werden, können solche Zensur-Gesetze und Gewohnheiten lange bestehen bleiben.

Auch andere Länder verschärften ihre Fakenews-Gesetze. Im Windschatten der Corona-Krise will Ungarns Regierungschef Victor Orbán Medien bei „Panikmache" bestrafen. Wer „Falschinformationen" oder „Panik" verbreitet, kann bis zu fünf Jahre ins Gefängnis gehen.[102]

Zwielichtige Portale kritisierten auch Dänemark wegen Zensur. Die Polizei soll Webseiten sperren können. Laut Tagesschau soll es sich dabei aber um illegale Angebote handeln, wie wirkungslose Masken oder Medikamente, nicht aber um unerwünschte Inhalte.[103]

Auch Humor-Artikel wie T-Shirts mit der Aufschrift „I survived Corona" oder „Corona-Survivor" sind bei Amazon nicht mehr erhältlich.

9.4   Italien

Am 22. Februar wurden als erste Maßnahmen in Codogno und weiteren neun umliegenden Gemeinden Schulen und öffentliches Leben geschlossen und erste Ausgangssperren angeordnet. In mehreren nördlichen Provinzen, darunter Venetien, Lombardei, Ligurien, Piemont und Emilia-Romagna, wurden die Schulen und Universitäten geschlossen

Am 8. März wurden 13 Provinzen abgeriegelt und und Sperrzonen mit „eingeschränkter Mobilität" eingerichtet. Schon einen Tag später wurde ganz Italien zu einer Sperrzone abgeriegelt.

---

101 17.03.2020 Pistorius will „Fake News" zum Virus bestrafen
(https://www.tagesspiegel.de/politik/pistorius-will-fake-news-zum-virus-bestrafen-bundesminister-plaedieren-fuer-aufklaerung-statt-verbote/25651500.html)

102 Orbán will Medien bei „Panikmache" bestrafen(https://www.deutschlandfunk.de/ungarn-orban-will-medien-bei-panikmache-bestrafen.2907.de.html?dram:article_id=473440)

103 08.04.2020 Corona-Krise Zensur in Dänemark eingeführt?
(https://www.tagesschau.de/faktenfinder/daenemark-corona-105.html)

In Folge wurden Restaurants und Geschäfte geschlossen.

Am 22. März wurden in Italien sehr strenge Ausgangssperren durchgesetzt. Nur der Weg zur Arbeit und gesundheitliche Gründe rechtfertigten einen Außenaufenthalt.

9.5 Andere Länder

Viele Länder haben das öffentliche Leben eingeschränkt. Länder wie Polen, Tschechien, Dänemark, Nordkorea, USA haben teilweise oder ganz ihre Landesgrenzen geschlossen (Bis auf eigene Staatsangehörige bei der Einreise). Länder wie Slowenien, Ungarn, Russland, Kroatien, Bosnien und Herzegowina haben eine 14-Tägige Quarantäne bei der Einreise eingeführt (Slowenien, Ungarn). Teilweise haben Transitstaaten wie beispielsweise Österreich oder Bosnien und Herzegowina im Bereich Neum die Durchfahrt erlaubt, sofern gewährleistet war, dass die Strecke ohne Stopp durchfahren werden konnte.

Länder haben Regionen abgeriegelt, wie China die Region Wuhan und Hubei, Italien Norditalien.

Die Menschen durften in vielen Ländern während der Epidemie arbeiten. China hat in Wuhan die Wirtschaft heruntergefahren. Italien und Spanien haben alle nicht lebensnotwendigen Betriebe geschlossen.

Länder wie Bosnien und Herzegowina haben Ausgangssperren von 20:00-05:00 erlassen. Zudem durften Menschen unter 18 und über 65 das Haus gar nicht verlassen. Auch Autofahrten dieser Menschen wurden untersagt.[104]

In Frankreich durfte man sich in der Freizeit draußen nur in der Nähe der eigenen Wohnung aufhalten. Paris hat Sport zwischen 10 und 19 Uhr verboten, weil zu diesen Zeiten zu viele Menschen draußen seien. Ob sich die Massen durch ein kleineres Zeitfenster letztlich nicht zu anderen Zeiten konzentrieren würden, wurde nicht sauber bedacht. Auch Großbritannien verhängte eine 3-wöchige weitgehende Ausgangssperre.

Versammlungsverbote und Kontaktverbote wurden in einigen Ländern erlassen. Restaurants – von Lieferdiensten abgesehen – wurden geschlossen. Ende März schränkte Schweden das Leben noch deutlich weniger ein als andere Länder. Restaurants und Cafés, Schule, Kitas und Skigebiete sind waren offen. Veranstaltungen bis 49 Personen waren zugelassen.[105] Weißrussland hat bis Ende März keine Maßnahmen gegen Corona getroffen. Auch die Fußball-Liga ging normal weiter.[106]

---

104 https://www.wko.at/service/aussenwirtschaft/coronavirus-infos-bosnien-herzegowina.html
105 Umgang mit CoronaMacht es Schweden besser? (https://www.deutschlandfunkkultur.de/umgang-mit-corona-macht-es-schweden-besser.979.de.html?dram:article_id=473642)
106 Wodka und Sauna: Weißrussischer Diktator gibt Tipps gegen das Coronavirus (https://www.stern.de/politik/ausland/weissrussland--lukaschenko-setzt-auf-wodka-und-sauna-im-kampf-gegen-corona-9206174.html)

Viele Länder haben die Einreise untersagt oder eingeschränkt. Dies gilt insbesondere auch für EU-Bürger selbst innerhalb der EU. Beispielweise hat Peru alle Passagierflüge untersagt, [107] Texas hat zunächst die Vollstreckung zweier Todesurteile im März wegen Corona um 60 Tage verschoben. Später wurden weitere Hinrichtungen verschoben. Turkmenistan hat kurzerhand das Coronavirus verboten. Wenigstens die Berichterstattung darüber. Das Coronavirus darf in dem Land in den staatlichen Medien nicht mehr erwähnt werden. [108] Turkmenistan zählt zu den Ländern mit den repressivsten Mediengesetzen weltweit. In der Rangliste der Pressefreiheit 2019 von Reporter ohne Grenzen rangiert Turkmenistan auf dem letzten Platz, hinter Nordkorea und Eritrea. [109]

Ab dem 3. April 2020 schickte Texas Einreisende aus Corona-Zentren in 14-Tägige Zwangs-Quarantäne. Zu den Zentren zählen Miami, Atlanta, Detroit, Chicago, New York, New Orleans, Kalifornien und der Bundesstaat Washington. Rhode-Island stellt Corona-Flüchtlinge aus New York unter strenge Quarantäne.

In Österreich dürfen Supermärkte nur noch Lebensmittel verkaufen. Non-Food-Artikel wurden aus den Regalen geräumt. Brett Crozier (*1970) ist ein amerikanischer Schiffskapitän, der um Hilfe bat, sein Schiff von Erkranken zu evakuieren. Der Verteidigungsminister lehnte dies zunächst ab. Kurz darauf entband die US-Marine den Kapitän seines Kommandos. [110] Crozier wurde später positiv auf das Virus getestet. [111]

---

107 https://www.sueddeutsche.de/reise/coronavirus-reisen-einreise-grenzen-1.4841838
108 31.03.2020 Turkmenistan verbietet das Coronavirus
    (https://www.n-tv.de/der_tag/Turkmenistan-verbietet-das-Coronavirus-article21683305.html)
109 Reporter ohne Grenzen, 18. April 2019, Seite 8.
110 US-Marine entlässt Schiffskapitän nach geleaktem Alarmbrief
    (https://www.spiegel.de/politik/ausland/coronavirus-brett-crozier-nach-brandbrief-als-kapitaen-der-uss-theodore-roosevelt-abgesetzt-a-c151cccb-17ce-419e-96b6-b9b6908a9100)
111 06.04.2020 Infizierter US-Kapitän Brett Crozier wird zum Corona-Helden
    (https://www.derstandard.de/story/2000116593172/infizierter-us-kapitaen-brett-crozier-wird-zum-corona-helden)

10 Weitere Auswirkungen

Neben den gesundheitlichen Folgen hatte das Virus weitere Effekte. Dieses Kapitel beschäftigt sich insbesondere mit den wirtschaftlichen und kulturellen Auswirkungen.

10.1 Hamstern

In vielen Gebieten wurde gehamstert. Insbesondere Atemschutzmasken und Desinfektionsmittel waren schnell ausverkauft. Später wurden Klopapier, Mehl, Konserven und andere haltbare Lebensmittel das Objekt der Begierde. Doch das Hamstern war nicht nur in Deutschland omnipräsent. Nein; auch in vielen europäischen Ländern war die Panik spürbar, es gäbe bald nichts mehr zu kaufen. Selbst im Musterland des Kapitalismus, den USA, haben Eltern ihren Kindern erklären müssen, warum plötzlich die Hälfte der Regale leer war.

Dabei erklärten die Regierungen gebetsmühlenartig, dass es keine Verknappung der Güter geben würde. Tatsächlich wurden Lebensmittelläden in den meisten Ländern nie geschlossen. Auch war nie die Rede davon, die Menschen zum Einkaufen nicht aus den Wohnungen zu lassen. Doch selbst dies würde eine Bevorratung von mehr als vier bis sechs Wochen nicht rechtfertigen. Es mag sein, dass viele Angst vor der Erkrankung selbst hatten und dass sie fürchteten nicht von anderen versorgt zu werden. Diese Ängsten hat die Regierung tatsächlich zu wenig entgegengewirkt. Ohnehin war die Wahrscheinlichkeit selbst zu erkranken nie besonders hoch. Selbst bei einer Grippe erkranken „nur" maximal 10% der Bevölkerung im Jahr und die meisten Menschen wissen gar nicht, wie es ist an einer Grippe zu erkranken. An Ostern 2020 – vier/fünf Wochen nach den ersten Maßnahmen, waren etwas mehr als 110.000 Menschen am Virus infiziert und teilweise erkrankt. Das sind 0,13% oder jeder 750. Einwohner Deutschlands.

10.2 Wirtschaftliche Auswirkungen in Deutschland

10.2.1 Unternehmen

Der DAX fiel innerhalb kurzer Zeit um 38% von 13.787 Punkten am 17. Februar 2020 auf 8.458 am 13. März 2020 .

Mitte März kündigten Daimler und Volkswagen als prominenteste Großunternehmen an, ihre Autoproduktion in Europa sofort für mindestens zwei Wochen zu stoppen, der Stopp wurde dann um weitere Wochen verlängert. Vapiano und die Steakhaus-Kette Maredo beantragten im März 2020 Insolvenz, das Damenmode-Unternehmen Appelrath Cüpper tat dies im April 2020. Am ersten April wurden massive Liquiditätsprobleme des Warenhauskonzerns Galeria Karstadt Kaufhof bekannt: Die Geschäftsführung hat vor dem Amtsgericht Essen am Mittwoch Antrag auf Einleitung eines Schutzschirmverfahrens gestellt.[112]

---

112 02.04.2020 Erste große Corona-Insolvenz
(https://www.neues-deutschland.de/artikel/1135090.karstadt-kaufhof-erste-grosse-corona-

Ab Mittwoch den 18. März 2020 wurden viele Läden geschlossen. Offen bleiben durften Supermärkte für Lebensmittel, Getränkemärkte, Wochenmärkte, Krankenhäuser, Baumärkte, Tierbedarfsmärkte, Apotheken, Drogerien, Friseure, Reinigungen, Waschsalons, Zeitungsverkauf, Großhandel, Tankstellen, Lieferdienste, Poststellen, Hotels und Pensionen, Restaurants und Cafés. Das Sonntagsverbot wurde für Supermärkte gelockert. In Bayern zusätzlich das restriktive Ladenschlussgesetz, welches Läden noch immer zwingt spätestens um 20:00 Uhr zu schließen. Jedoch sollten keine Warteschlangen entstehen und es wurde Sicherheitsabstand angeordnet.[113]

Die Verkaufsstellen fingen an, Markierungen vor den Kassen aufzukleben. Später wurden Kassierer*innen mit Acrylglas und ähnlichen Konstrukten vor Kundenkontakt geschützt. Sie verwendeten beim Kassieren Handschuhe. Kunden sollte möglichst mit Karte bezahlen. Die Preise für einen einfachen 90x80cm Sichtschutz betrugen knapp 150 Euro. Dieser bestand aus 3 Scheiben Plexiglas.

In Probleme rutschen insbesondere Besitzer von Läden, die geschlossen werden mussten. Das waren zunächst Copyshops, Druckereien und Bekleidungsgeschäfte. Später kamen dann Friseursalons und Restaurants dazu. Offen bleiben durften Supermärkte, Baumärkte (Außer in Bayern), Drogerien, Apotheken und Hotels. Essen durfte auch weiterhin bestellt und abgeholt werden.

Messen wurden abgesagt. Diese sollten teilweise nachgeholt werden. Weil der Shutdown nicht nur ein paar Tage sondern deutlich länger dauerte, wurden Termine natürlich knapp. Mit dem Wegfall von Messen verloren viele Hotelbetreiber dauerhaft Einnahmen. Beispielsweise waren in Frankfurt die Hotels zu Bruchpreisen der Nicht-Messezeiten zu buchen. Vier-Sterne-Hotels gab es mit Frühstück für keine 32 Euro, am Wochenende sogar ab 27,00 Euro. In Frankfurt sind Hotels zu Zeiten größerer Messen kaum zu bekommen. Selbst im Umkreis von 40-50km nicht. Dafür verlangen heruntergekommene Hotels auch 200 Euro und mehr für die Nacht.

Teilweise wollten auch solide Unternehmen wie Adidas oder H&M ihre Mieten stunden.

10.2.2 Hamsterkäufe

Ende Februar / Anfang März fingen die ersten Hamsterkäufe in Deutschland an. Das erste was zur Mangelware wurde war Klopapier, Küchenrollen, Desinfektionsmittel und Atemschutzmasken. Später wurden auch Nudeln, Reis und Mehl knapp.

---

insolvenz.html)
113 Coronavirus - Einschränkungen wegen des Coronavirus: Was hat geöffnet, was geschlossen? Was Sie wissen müssen (https://www.fr.de/panorama/corona-coronavirus-offen-geschlossen-supermarkt-apotheke-restaurant-13604265.html)

Wie eine Sonderauswertung des Statistischen Bundesamtes (Destatis) zeigt, stiegen die Verkaufszahlen für ausgewählte Produkte in der Woche vom 16. bis 22. März 2020 (Kalenderwoche 12) wie schon in den drei Wochen zuvor auf ein extrem hohes Niveau. So war die Nachfrage nach Seife in der 12. Kalenderwoche mehr als vier Mal so hoch wie in den sechs Monaten zuvor (plus 337 Prozent), während die Nachfrage nach Toilettenpapier mehr als drei Mal so hoch lag (plus 211 Prozent).

Erstmals schnellten die Absatzzahlen der ausgewählten Lebensmittel und Hygieneartikel in der letzten Februarwoche (Kalenderwoche 9 vom 24. Februar bis 1. März 2020) in die Höhe. Bereits in dieser Woche waren die Absatzzahlen für Mehl (plus 150 Prozent), Seife (plus 122 Prozent) oder Teigwaren (plus 109 Prozent) mehr als doppelt so hoch wie im Durchschnitt der sechs Monate zuvor. Die Nachfrage nach Teigwaren ließ daraufhin bis zur 12. Kalenderwoche langsam nach. Das dürfte auch auf ein kurzfristig fehlendes Angebot in diesem Warensegment zurückzuführen sein, wie die Statistiker vermuten.[114]

Produkte, die gehamstert wurden, waren zudem Seife und flüssige Handseife, Teigwaren, Salz, Zucker, Reis, Äpfel, Bier, Passierte Tomaten und Hefe.

10.2.3 Klopapier

Das Klopapier ist ein Symbol, wenn nicht sogar DAS Symbol der Hamsterkäufe. Ab etwa dem 10. März war es kaum noch zu bekommen. Gefühlt gab es „Mini-Empirisch" untersucht bei DM, Aldi, Lidl, REWE und Kaufland bis Ende März fast nie welches. Der Autor hat in keinem DM Laden seit Mitte März bis in den April welches gesehen. Bei Kaufland, bei Aldi, bei LIDL wurde es gelegentlich ab dem 20. März besser und es gab immer wieder entweder in dem einen oder dem anderen Laden welches. Zwei Filialen von Edeka waren positive Gegenbeispiele. Anfangs hatten sie welches, später sogar an einem Abend ein volles Sortiment. Klar wurden die Regale immer wieder aufgefüllt aber sie waren auch meistens fast genauso schnell wieder leer. Egal ob das Preiswerteste oder das Luxus-Papier.

Ein weiterer Grund für den Mangel liegt darin, dass Toilettenpapier viel Volumen verbraucht bei niedrigem Preis. Eine Packung Klopapier verbraucht Volumen vieler Raviolidosen – schätzungsweise 8-20 und kostet aber kaum mehr als zwei oder drei Dosen.

Wegen Klopapier gab es tatsächlich Streit und richtige Prügeleien.[115] Selbst in den USA schlug ein Mann seine Mutter weil sie Klopapier hortete und nichts abgeben wollte.[116]

---

114 29.03.2020 Nicht nur Klopapier: Zahlen zeigen, wie Deutsche sich für die Corona-Krise eindeckten (https://www.focus.de/finanzen/boerse/konjunktur/ausmass-der-hamsterkaeufe-nicht-nur-klopapier-zahlen-zeigen-wie-sich-deutsche-fuer-die-corona-krise-eindeckten_id_11812000.html)

115 19. März 2020 Schlägerei um Klopapier - Kampf ums Toilettenpapier artet in Mannheimer Supermarkt aus (https://kraichgau.news/region/c-blaulicht/kampf-ums-toilettenpapier-artet-in-mannheimer-supermarkt-aus_a55921)

116 Mann (26) wegen Klopapier festgenommen (https://www.bild.de/news/ausland/news-ausland/klopapier-absurder-mutter-sohn-streit-in-corona-krise-festnahme-69965682.bild.html)

Bei feuchtem Toilettenpapier, Küchenrollen und Taschentüchern war die Lage insgesamt entspannter. Nach Ostern gab es in drei Supermärkten ausreichend Klopapier in verschiedenen Sorten.

Ein Gewinner der Corona-Krise war übrigens die Firma HappyPo mit ihrem Produkt Po-Dusche – einem mobilen Mini-Bidet.[117]

Siehe auch Kapitel 4.3.5 mit einem mathematischen Klopapier-Beispiel.

10.3 Wirtschaftliche Auswirkungen in der restlichen Welt

Die Börsen wurden weltweit stark in Mitleidenschaft gezogen. Der Dow-Jones fiel von einem Allzeithoch mit 29.553 am 12. Februar 2020 auf 18.590 Punkte am 23. März 2020. Der US-Dollarkurs gegenüber dem Euro fiel moderat. Brent-Crude-Oil verbilligte sich drastisch von über 70 USD auf 25 USD. Der Bitcoin-Kurs fiel um etwa 50% von etwas über 10.000 USD auf um die 5.000 USD. Selbst der Goldkurs fiel um von 1.680 auf 1.480 USD. Das waren 12%.

Goldkurs und Bitcoin holten viele Verluste wieder rein. Beim DOW und den anderen Aktienmärkten war die Erholung trotz Milliarden- und Billionen-Hilfen durch die Staaten nur gering. Gestörte Lieferketten führten dazu, dass Produktions-Prozesse ebenfalls unterbrochen wurden. Berufliche Einschränkungen durch die Behörden in Tourismus, Restaurants, Kleidungsverkauf usw. führten zu Einnahmeverlusten vieler Menschen und Unternehmen. Dies wird in der Folge dazu führen, dass die Nachfrage nach Gütern sinken wird. Der Ölpreis ist eins der besten Beispiele. Eine starke weltweite Rezession war nicht mehr zu verhindern. Innerhalb einer Woche bis zum 2. April haben sich in den USA 6,6 Millionen Menschen arbeitslos gemeldet.[118] Bis zum 21. März stellten schon mal 3,3 Millionen Menschen Arbeitslosen-Anträge.[119] Eine Woche später am 9. April waren es noch mal 6,6 Millionen.[120] Da viele US-Arbeiter von der Hand in den Mund, von Scheck zu Scheck, leben, trifft sie die Krise besonders hart. Die USA kennen kein Kurzarbeitergeld. Sie sozialen Maßnahmen wurden teilweise wegen der Krise verbessert.

10.4 Kulturelle Auswirkungen

Eine wesentliche kulturelle Auswirkung war, dass das Thema Corona ab März omnipräsent wurde. Alle andere Themen erhielten in den Medien nur noch einen Bruchteil der gesamten Aufmerksamkeit.

Um Menschensammlungen zu verhindern wurden neben Kindergärten, Schulen und Hochschulen bald schon auch Museen geschlossen. Dies waren Vorläufer

---

117 Es gibt auch Gewinner der Krise (https://www.neues-deutschland.de/artikel/1134435.corona-es-gibt-auch-gewinner-der-krise.html)
118 Wer nicht gebraucht wird, fliegt (https://www.spiegel.de/wirtschaft/soziales/wer-nicht-gebraucht-wird-fliegt-a-87ca464a-50d5-4dd6-aa23-26458d91245c)
119 Plötzlich ein bisschen Sozialstaat (https://www.tagesschau.de/ausland/corona-arbeitslose-usa-101.html)
120 09.04.2020 Corona setzt US-Jobmarkt zu - 6,6 Millionen Anträge auf Arbeitslosenhilfe (https://www.zdf.de/nachrichten/wirtschaft/coronavirus-arbeitslosenzahlen-usa-100.html)

von dem was noch alles in einem atemberaubenden Tempo kommen sollte. Zunächst wurden Touristische Reisen eingeschränkt und kurze Zeit später vollständig untersagt. Dies galt zuerst für das Ausland aber nicht lange danach auch für das Inland. Die meisten Hotels durften nur noch Geschäftskunden unterbringen. Inseln an der Nord- und Ostsee wurden geschlossen. Reihenweise wurden Reisen abgesagt, was Reisebüros und Transportunternehmen in große wirtschaftliche Probleme brachte.

Zunächst wurden Messen vereinzelt verschoben oder abgesagt, später galt das für alle Messen. Beispielsweise wurde die Leipziger Buchmesse (12. bis 15. März) komplett abgesagt. Viele Künstler, darunter Helene Fischer und Howard Carpendale sagten Konzerte ab. Viele Sendungen mit Publikum wurden ohne Zuschauer aufgezeichnet. Darunter zum Beispiel die Heute-Show oder die politischen Talksendungen.

Auch Ausstellungen sind von Absagen nicht verschont geblieben. Beispielsweise wurde NordArt, die vom 6. Juni bis 11. Juni stattfinden sollte, abgesagt. Die Kunstschau lockt jährlich mehr als 100.000 Besucher.

Diverse Meisterschaften wurden entweder eingefroren oder abgebrochen. Die Fußball-Bundesliga sollte zunächst ohne Publikum gespielt werden. Durch die Beschränkung von Großveranstaltungen kam es auch im Profisport zur Absage von Spielen. In der Handball- und Basketball-Bundesliga ruhte der Spielbetrieb bis nach Ostern.

Die Deutsche Eishockey- sowie Volleyball-Bundesliga der Frauen und Männer beendeten die Saison vorzeitig und ohne Deutschen Meister.

Nachdem die DFL erst entschieden hatte, den 26. Spieltag der Fußball-Bundesliga sowie der Zweiten Bundesliga als Geisterspiele stattfinden zu lassen, beschloss sie einen Tag später, den Spielbetrieb mit dem 26. Spieltag der 1. und 2. Fußball-Bundesliga um zwei Wochen auf den 2. April zu verschieben. In der 3. Fußball-Liga ist am 12. März eine zweimonatige Pause angeordnet worden.

Die Formel 1-Weltmeisterschaft ist Anfang April 2020 noch nicht gestartet. Es ist nicht bekannt wann es losgehen wird.

Die für Mai und Juni 2020 geplanten Tennis French Open wurden in den September und Oktober verlegt. Die Wimbledon Championships für das Jahr 2020 wurden Anfang April abgesagt. Weitere wichtige Turniere Master 1000 Turniere wie Indian Wells, Miami, Monte-Carlo fanden 2020 nicht statt. Die Tennis-Weltrangliste wird nicht aktualisiert. Sie stand nach Ostern noch immer auf dem Stand vom 16. März 2020. Es ist unklar, ob die Punkte verfallen oder ein Jahr lang stehen bleiben.

Die Veranstalter der Olympische Spiele wollten im März noch abwarten, ob die Spiele in Japan stattfinden können. Auf Druck diverser Verbände wurden die Spiele am 24. März um ein Jahr verschoben.

Die Eishockey-WM in der Schweiz (8. bis 24. Mai) wurde am 21.03.2020 offiziell abgesagt. Sie kann auch nicht im folgenden Jahr nachgeholt werden, weil jedes Jahr die Eishockey WM stattfindet. Dagegen hat die UEFA die Fußball-EM um ein Jahr in den Sommer 2021 verlegt.

In Deutschland wurden Friseurläden und Nagelstudios geschlossen. Dies wird nach dem Öffnen dazu führen, dass viele Nagelaufbereitungen, Frisuren und Haarschnitte dringend nachgeholt werden müssen. Es kann seriös nicht ausgeschlossen werden, dass die Frisuren der Deutschen neben dem Klopapier zum zweite Symbol der Corona-Krise werden.

11 Kritik aus der Bevölkerung

In der kurzen Zeit der Corona-Krise (allein schon im März 2020) sprangen jedem, der sich intensiver mit dem Thema beschäftigt hat, Sachverhalte ins Auge, die nicht ganz koscher waren. Im Gegensatz zu Kapitel 13 mit den Verschwörungstheorien handelt es sich hier tatsächlich um Sachverhalte, die substantiell missverständlich oder undurchsichtig sind.

Verschiedene Thesen werden unwissenschaftlich in die Welt gesetzt. Dass es so viele Infizierte nur deswegen gäbe, weil so viel getestet werden würde. Dass die Epidemie mit einer einfachen Grippe zu vergleichen sei und dass ohnehin nicht mehr Menschen stürben als an der Grippe. Dabei verwenden viele – auch renommierte Kritiker – zum Teil richtige Fakten. Daraus bauen sie ein schwer zu widerlegendes konsistentes Gedankenmodell, welches wiederum mit falsche Fakten verziert wird und dann falsche Rückschlüsse gezogen werden. Beispielsweise verursachen ständig kursierende Corona-Viren jedes Jahr einen Teil der Atemwegsinfektionen, trotzdem ist das neue Corona-Virus den bekannten Viren nicht ähnlich.[121]

11.1 Corona-Viren sind bekannt. Harmlos!

Es gibt mehrere Ärzte und Wissenschaftler, die die Meinung vertreten, dass das neuartige Corona-Virus harmlos sei.

Ohne Tests wäre das Virus nicht aufgefallen. Wenn auf Corona-Viren getestet wird, dann werden Corona-Viren auch gefunden.

Diese Thesen ignorieren folgende Fakten:

- Der SARS-CoV-2-Test reagiert nur auf das SARS-CoV-2. Nicht auf die anderen Corona-Viren.
- SARS-CoV-2 bewirkt eine viel höhere Sterblichkeit als andere Corona-Viren.
  - Auf der anderen Seite sterben hauptsächlich Menschen über 80, die zudem meist Vorerkrankungen haben. Es wird meistens nicht geprüft, ob die Menschen an dem Virus und dessen Folgen starben oder wegen eines schwachen Herzens.
- In Wuhan ist das neue Virus deswegen aufgefallen, weil plötzlich sehr viele Menschen mit einer atypischen Lungenentzündung erkrankten und verstarben.
- In Italien wurde das Gesundheitssystem mit den vielen Lungenentzündungen in die Knie gezwungen. Viele Menschen, die mit genügend Beatmungsgeräten hätten gerettet werden können verstarben.
- Während es für die Grippe sowohl eine Impfung als auch eine Grundimmunität in der Bevölkerung gibt, scheint es so zu sein, dass bei SARS-CoV-2 Zweiteres fehlt. Eine Impfung ohnehin.

---

121 24.03.2020 Coronavirus:Zu schön, um wahr zu sein
(https://www.sueddeutsche.de/wissen/coronavirus-internet-fake-news-1.4854880)

11.2 Widersprüchliche Maßnahmen

Viele staatliche Einschränkungen sind widersprüchlich, die Regierungen messen mit zu oft mit zweierlei Maß. Solange Fahrten zur Arbeit ein triftiger Grund sind die Wohnung zu verlassen, stellt sich die Frage, warum eine Spritzfahrt oder die Fahrt von über 65-järhigen verboten werden. Solange das Einkaufen von Lebensmitteln legal ist, warum ist es verboten Schuhe oder Taschen zu kaufen? Die Zahl der Kunden in Lebensmittel-Läden wurden abhängig von der Grundfläche limitiert. In Österreich durften Supermärkte Non-Food-Artikel gar nicht mehr verkaufen. Es gibt Läden, die sich unter einem Dach befinden aber wohl rechtlich gesehen aus zwei Einheiten bestehen. Die eine Einheit ist zum Beispiel ein Lebensmittel Edeka die andere Einheit ist ein Warenhaus mit breitem Non-Food-Sortiment. Beide haben eigene Zugänge und eigene Kassen. Der Edeka darf öffnen, das Warenhaus muss geschlossen bleiben. Auf der anderen Seite gibt es beispielsweise riesige Realmärkte oder Kauflandmärkte, die Food- und Non-Food-Artikel anbieten. Gleicher Eingang – gleiche Kassen. Alle Waren dürfen verkauft werden. Hier ist eine offensichtliche Ungleichbehandlung.

Apotheken und Poststellen dürfen ihre Produkte verkaufen – kleine Boutiquen nicht. Viele Kirchen sind sonntags leer. Warum dürfen diese wenigen Menschen unter Einhaltung des Sicherheitsabstands und dem Tragen von Atemmasken keinen Gottesdienst besuchen? Auch Museen, Theater, Kinos könnten sehr wohl ähnlich wie Busse oder Züge Menschen luftig verteilen so dass die Umsätze nicht komplett einbrechen.

Auf öffentliche Plätzen wie zum Beispiel samstags Mittags auf der Berger Straße in Frankfurt wimmelt es während der Marktzeit nur so von Leuten. Hier Abstände seriös kontrollieren zu wollen wäre unmöglich gewesen.

Bestimmte Lokalitäten wie Fitnessstudios, Schwimmbäder zeitweise geschlossen zu halten ergibt einen Sinn. Auch Besuche in Alters- und Pflegeheimen sind nachvollziehbar, weil sobald hier jemand das Virus hat, ist gleich die Hälfte der Pfleger und Patienten infiziert.

Zwei Personen dürfen ja auch draußen zusammen spazieren oder sich unterhalten, wenn sie nicht im selben Haushalt leben. Bei dreien wird es illegal selbst beim Einhalten des Sicherheitsabstands und jeder der „Täter" kann mit 200 Euro bestraft werden, bei Wiederholung noch höher teilweise mit Gefängnis. Das Sitzen auf Bänken oder auf einer Decke auf der Wiese war in Berlin verboten. Hier wird über das Ziel hinausgeschossen.

Ursprünglich wurden Veranstaltungen mit 1.000 und mehr Menschen verboten. Böse Zungen behaupten, die CDU wollte den Parteitag mit Tausend und einem Mitglied verhindern. (Am 25. April sollten in Berlin 1.001 Delegierte einen neuen CDU-Vorsitzenden wählen.[122] Der Parteitag wurde kurze Zeit später abgesagt.).

---

122 10. März 2020 Die CDU und das Coronavirus Ein Parteitag - und keiner geht hin? (https://www.n-tv.de/politik/Ein-Parteitag-und-keiner-geht-hin-article21631420.html)

Ein Meme mache sich darüber lustig. „Ich wollte eine Konzert mit 1.000 Menschen veranstalten. Die Regierung sagte mir das ginge nicht. Ich habe also einen Freund ausgeladen. 999 – und alles war in Ordnung. Keine Ansteckungsgefahr!"

Eine Gruppe von 10 Personen kann fünf Zweiergruppen bilden diese können mit 10 Meter Abstand spazieren und die Zweiergruppen können sich immer wieder neu mischen.

Wenn sich in einem Laden mit 200 qm 10 Kunden aufhalten dürfen und wenn zwei Menschen zusammen spazieren dürfen warum dürfen dann sechs Menschen in einem 400qm Garten nicht grillen? Solange die Sicherheitsabstände eingehalten werden?

Niedersachsen wollte private Besuche verbieten. Es ist aber kein Wunder, dass diese Vorschrift schnell wieder einkassiert wurde.[123] Ist es in einem Büro gefährlicher als privat zu Hause?

Man darf sich Essen in einem Restaurant holen, aber nicht im Umkreis von 50 Meter essen. Doch was, wenn es in 50 Metern eine Sitzbank gibt vor einem anderen Lieferrestaurant? Darf das Essen dort gegessen werden?

11.3   Tote pro Jahr

Die Toten des Frühjahrs 2020 wären in der Statistik kaum aufgefallen oder die Zahlen wären zwar erhöht aber nicht anders als bei einer schlimmen Grippesaison. Beispielsweise gab es 2017/18 mit 25.100 Todesfällen durch Influenza die meisten Tote in Deutschland seit 30 Jahren.

Eine legitime Frage ist natürlich, wie viele Menschen aktuell an COVID-19 sterben und wie viele von ihnen ohnehin zeitnah gestorben wären. Eine weitere Frage ist auch, wie sich auf Jahressicht die COVID-19-Toten auswirken.

Tatsächlich starben in Italien vor Corona jeden Tag etwa 1.700 Menschen – 620.000 pro Jahr. In Deutschland sind es etwa 900.000 Menschen pro Jahr. Italien hat Anfang April 15.000 Tote, die positiv auf SARS-CoV-2 getestet wurden. Ab dem 18. März waren es etwa 500 pro Tag. Diese Zahlen stiegen auf knapp 1.000 pro Tag. Auch das ist noch innerhalb der 1.700 Menschen im Durchschnitt. Selbst wenn im März 75.000 oder 100.000 Menschen gestorben wären, so wäre der jährliche Durchschnitt durchaus erreichbar. Dann wenn ab April 1.500 Menschen pro Monat sterben würden, statt der 1.700.

Harald Lesch hat am 20. März ein Video veröffentlicht. Zur These, dass die Zahl der Toten sich innerhalb der zu erwartenden Größenordung bewege meinte Harald Lesch:

---

123 04.04.2020 Wegen Corona: Keine Verwandte, keine Freunde ins Haus lassen Drastisches Besuchsverbot in Niedersachsen gilt seit heutigen Samstag - Jetzt rudert Ministerium schnell zurück
(https://www.kreiszeitung-wochenblatt.de/stade/c-panorama/drastisches-besuchsverbot-in-niedersachsen-gilt-seit-heutigen-samstag-jetzt-rudert-ministerium-schnell-zurueck_a164237)

„Normalerweise sterben in Italien bei einer Gesamtbevölkerung von 60 Millionen etwa 2.000 Menschen. Gestern am 18. März 2020 waren es 475 Tote mehr. Das heißt wir haben eine Steigerung um deutlich mehr als 20%. Und das wäre uns in der Statistik nicht aufgefallen? Nehmen wir ein ganz konkretes Beisiel: Die Stadt Bergamo. 120.000 Einwohner. Normalerweise sterben in Bergamo 10 Personen am Tag. Und jetzt durchschnittlich seit einem Monat 20 Personen. Das heißt , die Annahme, dass wir diese Zahlen in der Statistik nicht bemerkt hätten, ist schon heute am 19. März 2020 falsch. Und ein ganz kurzer Schlenker in die Wissenschaftstheorie: empirische Hypothesen müssen an der Erfahrung scheitern können. Und diese Hypothese ist an der Erfahrung gescheitert.“[124]

Nun sind diese Aussagen nicht absolut. Vielmehr sind sie angreifbar. Die 475 Toten wurden vermutlich zu dem Durchschnitt von 2.000 einfach dazu gezält. Dabei ist es durchaus denkbar, dass ein Teil dieser Menschen auch ohne Corona an dem Tag oder innerhalb weniger Tage plus minus gestorben wäre. Tatsächlich müsste man den Monat März als ganzes betrachten. Selbst dies muss aber den Jahresdurchschnitt gegebenenfalls nicht beeinflussen. Ohne Corona wären vielleicht mehr Menschen an Grippe gestorben oder die Menschen wären im Sommer an einer Hitzewelle gestorben oder Menschen über 80 oder 90 haben ihr natürliches Lebensende erreicht.

Gleiches gilt für die Zahlen von Bergamo. Anhand einer einzelnen Stadt in einem einzelnen Monat kann nicht die Sterblichkeit eines ganzen Landes gemessen werden.

Es könnte sogar dazu führen, dass die Zahl der Toten in Italien im gesamten Jahr geringer ausfällt. Durch die Ausgangssperren wird es zum Beispiel weniger Tote im Straßenverkehr geben. Diese Effekte müssen aus der Gesamtzahl wieder herausgerechnet werden. Die Epidemie ist ein Komplexes System. Das Ändern eines Parameters führt nicht dazu, dass alles andere gleich bleibt.

Aber: Es gibt einen Umstand wegen dem alles anders ist: Die Zahl der Intensiv-Betten und Beatmungsgeräte haben in Wuhan, Norditalien, Madrid, dem Elsass oder New York nicht ausgereicht. Es sind Menschen gestorben, die möglicherweise überlebt hätten, wäre Equipment vorhanden gewesen. Menschen lagen in Krankenhäusern auf dem Boden, weil die Betten nicht reichten. In der Entwickelten Welt.

Das ist letztlich der Punkt, warum die Corona-Pandemie mehr als eine „Schlimme Grippe“ ist.

---

124 20.03.2020 Coronavirus – unnötiger Alarm bei COVID-19?
    (https://www.youtube.com/watch?v=Fx11Y4xjDwA&t=100s)

11.4 Es wird mehr getestet

These: Die Steigerungen an Infizierten kommen nur daher, dass (exponentiell) mehr getestet wird. Eine andere These: Wenn doppelt so viel getestet wird, würden auch doppelt so viele infizierte gefunden werden.

In der Realität ist es überhaupt nicht wichtig, wie viel getestet wird oder wie viele Menschen infiziert sind. Das Problem ist die Zahl der Menschen, die ins Krankenhaus müssen. Wie viele kommen auf die Intensivstation? Wie viele Menschen müssen beatmet werden? In Deutschland reichen die Kapazitäten Anfang April durchaus noch aus. Aber da waren schon strenge Maßnahmen am wirken.

Tatsächlich ist es so, dass Anfangs um die 20.000 Tests am Tag durchgeführt werden konnten. Diese Zahlen wurden auf 42.000 bis 70.000 gesteigert (Stand Anfang April 2020). Ziel sind 200.000 Tests am Tag.

Daher ist es natürlich auf der einen Seite wichtig zu wissen, wie viele Tests insgesamt durchgeführt werden – und wie viele davon auch negativ sind. (Negative Tests haben eine geringere Genauigkeit gegenüber den positiven Tests).

Auf der anderen Seite wurden gerade am Anfang der Epidemie nur Verdachtsfälle getestet also zunächst Menschen mit Symptomen oder Menschen, die in Risikogebieten waren. Wird breiter getestet ist es logisch, dass auch mehr Infizierte gefunden werden. Nur was ist, wenn es sich dabei um Ärzte oder Krankenschwester handelt, die keine Symptome haben, und sie nicht getestet werden wurden? Wären sie im Homeoffice wäre es egal. Aber als Personen mit direktem Kontakt zu Menschen aus Risikogruppen hätten sie viele Gesunde infizieren können. Übrigens sind in Italien über 100 Ärzte an der Krankheit gestorben.[125] [126] Dennoch ist die Dunkelziffer an Erkrankten nicht zu unterschätzen. Als wenig getestet wurde lag sie sicher bei einem Faktor über zehn. Letztlich muss man auch aufpassen, dass es bei mehr Tests nicht zu einer Scheinzunahme kommt. Denn je mehr Menschen getestet werden, desto eher sinkt auch die Dunkelziffer.

Der PCR-Test soll laut Kritikern auch auf andere Corona-Viren reagieren und somit Falsch-Positiv Ergebnisse liefern. Dies ist aber nicht der Fall.

11.5 Kosten des Tests

Ein Test soll um die 200-300 Euro kosten. Kritiker stellen die Frage, ob hier Interessen des Test-Entwicklers im Vordergrund stünden.

Laut TK betragen die Laborkosten 59 Euro pro Analyse. [127]

---

125 https://portale.fnomceo.it/elenco-dei-medici-caduti-nel-corso-dellepidemia-di-covid-19/ und https://portale.fnomceo.it/cento-medici-morti-per-covid-19-anelli-fnomceo-lo-stato-sia-unito-nel-proteggere-i-professionisti-della-salute/
126 09.04.2020 Italien: 100 Ärzte sterben am Coronavirus (https://www.fr.de/panorama/corona-coronavirus-italien-100-aerzte-tot-covid-19-zr-13591649.html)
127 (https://www.tk.de/techniker/leistungen-und-mitgliedschaft/informationen-versicherte/leistungen/corona-virus/tk-kosten-corona-virus-test-2080128)

11.6   Zählweise der Toten

In Italien aber auch anderen Ländern werden Menschen, die sich mit dem SARS-CoV-2 infiziert haben und versterben als an COVID-19-Tote gezählt. Dies gilt auch wenn sie nicht ursächlich an COVID-19 verstorben sind, sondern ohnehin an einer anderen Vorerkrankung gestorben wären. (Stand 23.03.2020) Dies öffnet Verschwörungstheoretikern Tür und Tor.

Auf der anderen Seite werden wahrscheinlich auch an COVID-19-Tote übersehen. Beispielsweise wird entlang der Russisch-Chinesischen Grenze vermutet, dass auf Russischer Seite viele Verstorbene an COVID-19 sterben, ohne dass dies erkannt wird. Auch das RKI schätzt, dass es solche Fälle in Deutschland gibt.

Fakt ist, dass in vielen Gebieten der Welt mit dem Virus infizierte Verstorbene als COVID-19-Tote gezählt werden. Oft gilt als Vorerkrankung Bluthochdruck oder Diabetes. Diese beiden Krankheiten führen üblicherweise nicht direkt zum Tod.[128] Andere Krankheiten wie COPD und andere Lungenerkrankungen, Herz-Kreislauf-Erkrankungen oder Krebs können Patienten in eine lebensbedrohliche Lage bringen. Wenn hier noch das Virus dazu kommt und sie zusätzlich an COVID-19 erkranken, kann es sein, dass die Viruserkrankung der Tropfen war, der das Fass zum überlaufen brachte.

Die Deutsche Röntgengesellschaft (DRG) erklärt, dass typische CT-Befunde für Covid-19 unter anderem sogenannte Milchglastrübungen sind. Diese zeigen Veränderungen in der Lunge an, beispielsweise Flüssigkeit, die in die Lungenbläschen läuft oder Entzündungsreaktionen. Das Vorliegen der Krankheit kann anhand von CT-Aufnahmen zu sehen sein, bevor sie im Abstrich nachweisbar war.[129]

Abschließend lässt sich die Todesursache nur durch eine Obduktion klären. Eine Obduktion kostet knapp 1000 Euro und dauert bis zu vier Stunden. Ein Gesundheitssystem im Stress hat hierfür zu wenig Ressourcen zur Verfügung.

Richtig ist auch, dass der größte Teil der Verstorbenen über 80 Jahren liegt und somit über der statistischen Lebenserwartung. Zwar stimmt es, dass die Unterscheidung ob ein Patient an Covid-19 stirbt oder mit Covid-19 stirbt nicht trennscharf ist. Experten vertreten hier die Meinung, dass dies letztlich nicht notwendig sei, weil sich das Gesamtbild nur unwesentlich ändern würde. Inwieweit Menschen an Covid-19 starben und dafür nicht wie zu erwarten wäre an der saisonalen Grippe wird sich erst im Nachhinein abschätzen lassen.

In diesem Kontext noch eine Erklärung, wie Grippetote berechnet werden? Grob gesagt funktioniert dies so: Die durchschnittliche Zahl der Toten im Sommer wird von der durchschnittlichen Zahl der Toten im Winter abgezogen. Die Begrün-

---

128 03.04.2020 Sterben wirklich alle Corona-Opfer am Virus? (https://www.n-tv.de/wissen/Sterben-wirklich-alle-Corona-Opfer-am-Virus-article21688208.html)

129 Milchglastrübungen Bevor das Virus nachweisbar ist: Scans zeigen, wie Corona die Lunge angreift (https://www.focus.de/gesundheit/milchglastruebungen-scans-zeigen-wie-virus-die-lunge-zerstoert-bevor-die-krankheit-nachweisbar-ist_id_11843975.html)

dung dafür lautet: die Grippe ist saisonal und hauptsächlich im Winter vorhanden. Teilweise melden Ärzte auch Grippefälle an die Gesundheitsämter und folglich an das RKI. Statistiker verfeinern diese Methode, so dass die Zahlen nicht weit weg von der Realität sind. Sie sind aber nicht exakt. Dies liegt auch daran, dass Verstorbene oft nicht auf Grippeviren getestet werden.[130]

11.7 Infektionen im Krankenhaus

Viele Menschen kommen zwar leicht krank (teilweise gesund) ins Krankenhaus und erkranken vor Ort an Keimen. Diese sind teilweise multiresistent. Das RKI schätzt alleine 20.000 Tote durch Krankenhausinfekte.[131] Es besteht sogar die Möglichkeit, dass sich Patienten ohne Virus präventiv untersuchen lassen wollen – vielleicht sogar auf Corona – und vom Arzt oder der Krankenschwester infiziert werden. Gerade in Italien oder in New York gab es zu wenig Schutzkleidung, so dass kontaminierte Kleidung mehrfach verwendet wurde.

11.8 Wer ist infiziert?

Ein Angriffspunkt ist auch, wer überhaupt das Virus hat.

Das RKI ändert die Definition für SARS-CoV-2-Infizierte. Wer Kontakt zu einem bestätigten SARS-CoV-2-Infizierten hatte und Symptome zeigt, wird als SARS-CoV-2-Infizierter gezählt. (25./26. März 2020)

Auch in China wurde die Zählweise mehrfach geändert. Ursprünglich wurden nur positive getestete gezählt. Später auch solche, die Kontakt zu Positiv-Getesteten hatten und Symptome zeigten.

Zudem zweifeln viele Kritiker die Genauigkeit des Tests an. Manche verwechseln auch den PCR-Test mit einem Antikörper-Test. Während der PCR-Test quasi nie Falsch-Positiv ist, aber relativ oft Falsch-Negativ sein kann, ist ein Antikörper-Test öfters Falsch-Positiv.

---

130 30.01.2020 Faktencheck zu "maischberger. die woche"
(https://www.daserste.de/information/talk/maischberger/faktencheck/faktencheck-maischberger-die-woche-174.html)
131 15.11.2020 Bis zu 20.000 Tote durch Krankenhausinfektionen
(https://www.tagesschau.de/inland/infektionen-101.html)

12 Bewertung der Situation

12.1 Moral & Philosophie

Im März 2020 steht die Welt vor der Entscheidung: Menschenleben opfern oder die Wirtschaft abwürgen. Sobald die Zahl der Infizierten zu explodieren begann haben sich die meisten Regierungen – manch eine schon präventiv früher – für das Abwürgen der Wirtschaft entschieden

Wenn es um wirtschaftliche Interessen geht, müssen Menschenleben oft hinten anstehen. Im Straßenverkehr sind von 1980 bis 2018 über 300.000 Menschen umgekommen. Die Einführung eines Tempolimits wird in Teilen der deutschen Politik als Teufelszeugs angesehen. Jährlich wird hier bewusst eine nicht geringe Zahl Menschen faktisch geopfert.

Ein Land wie Deutschland hätte, mit moderaten Einschränkungen, schätzungsweise das Leben von 20.000-250.000 Menschen aufs Spiel gesetzt.

2017/2018 gab es geschätzt 25.000 Grippetote. In Italien gibt es Ende März etwa 85.000 Infizierte und 10.000 COVID-19-Erkrankte, die daran verstorben sind. In Italien starben 2018 täglich etwa 1.750 Menschen. Damals gab es Corona noch nicht . Diese Todeszahlen schwanken im Laufe des Jahres. Vermutlich sterben an machen Tagen 1.200 Menschen dafür an manchen anderen auch mal 2.500. Aktuell gibt es keine Zahlen über die Gesamtzahl der täglichen Toten in Italien. Einzig die Zahl der COVID-19-Erkrankten ist bekannt. Innerhalb der beiden Monate Februar und März starben etwa 12.000 Menschen. Es ist nicht bekannt wie viele starben, weil es keine Beatmungsgeräte gab. Es ist nicht bekannt, wie viele dieser Menschen auch ohne Corona gestorben wären. Dies wird sich erst am Ende des Jahres 2020 oder Anfang 2021 abschätzen lassen, wenn die Gesamtzahl der Verstorbenen des Jahres bekannt ist. Doch selbst das wird insgesamt schwierig. Alleine schon deswegen, weil Maßnahmen getroffen wurden, die Infektionen zu reduzieren.

Ein monatelanger Shutdown ist auch nicht ohne Gefahr. Auch hier werden Existenzen von Menschen aufs Spiel gesetzt. Auch hier können Depressionen und Lagerkoller zu Selbstmorden und vermehrter Gewalt gegenüber anderen Menschen führen.

Warum erscheint es nun dennoch richtig, dass das Leben und die Wirtschaft in den Ländern heruntergefahren wurde? Die Regierungen gehen davon aus, dass der Virus nicht mehr zu stoppen ist. Es wird vermutet, dass 60-70% der Bevölkerung die Krankheit durchmachen werden oder rechtzeitig geimpft werden müssen. Warum wird dennoch der Shutdown bevorzugt? Klar schwebt die Hoffnung am Horizont, mit einer Impfung viele Menschenleben zu retten. Doch die wahre Antwort ist eine andere: Ein großer Teil der Toten in Wuhan, Italien, Spanien und New York hätte die Krankheit subjektiv überleben können, wenn es genug Beatmungsgeräte gegeben hätte. Ärzte werden in die psychisch stark belastende Situation versetzt, über Leben und Tod entscheiden zu müssen. Es ist etwas anderes, wenn ein Arzt einen Menschen verliert, für den alles menschenmögliche getan wurde als wenn ein Arzt Menschen gehen lassen muss, weil Raum und Technik fehlen. (Siehe 8.2 Triage). Wenn 20.000 Menschen an Grippe sterben, wird dies als unvermeidbar hingenommen. Bei COVID-19 scheint es anders zu sein. Durch das neuartige Virus gibt es auch überhaupt keine Grundimmunität in der Bevölkerung. Die Grippe haben viele schon durchgemacht und ihre Körper haben schon Erfahrung Antikörper zu bilden.

Deutschland verkraftet aktuell etwa 40.000 bestätigte Infizierte täglich. Bis 50-60 Millionen infiziert sind würde dies drei bis vier Jahre dauern. Wie in 2.7.3 Wie leistungsfähig ist das Gesundheitssystem? erklärt, ist diese Dauer eher zu hoch angesetzt. Tatsächlich könnte das ganze innerhalb von etwa 100 Tagen erledigt sein. Mit Steigerungen von Beatmungsgeräten und Intensivbetten und dem Umstand, dass auch sehr viele Menschen fast ohne Symptome erkranken. Dies berücksichtigt auch, dass weiterhin Menschen im Straßenverkehr schwer verletzt werden oder Krebstumore entfernt werden müssen oder Menschen Herzinfarkte bekommen.

ABER: Diese Vorgehensweise würde formal zu etwa 40.000+ Toten führen.

Eine Alternative ist eine Eindämmung durch lokale Bekämpfung des Virus mit verschiedenen Maßnahmen bis ein Impfstoff entwickelt ist. (Siehe 6.11 Entwicklung eines Impfstoffs) Die aktuelle Vorgehensweise versucht einen Impfstoff abgekürzt zu finden. Dieser Weg führt bereits zu Gefährdung von Menschenleben.

Noch weiter geht der Virologe Christian Drosten.

Er fordert, im Kampf gegen COVID-19 „auch ungewöhnliche Optionen" in Erwägung zu ziehen. „Wenn wir es ohne erhöhte Todesraten Älterer schaffen wollen, müssen wir Regularien für die Entwicklung von Impfstoffen außer Kraft setzen", sagte er in seinem NDR-Podcast am Mittwoch.
Statt nur abzuwarten, bis vielleicht in einem Jahr ein Impfstoff zur Verfügung stehe, müsse man stattdessen überlegen, „jetzt einen vorhandenen Impfstoff zu nutzen, der schon mal für das alte Sars-Virus klinisch ausprobiert wurde". Das Sars-Virus war 2002/03 aufgetreten und hatte in China etwa tausend Menschen getötet. Das neue COVID-19 ist mit ihm sehr nah verwandt.
Angesichts der Lage „müssen wir ein kleines Risiko in Kauf nehmen", sagte Drosten mit Blick auf mögliche Nebenwirkungen eines Impfstoffs, der nicht die üblichen Phasen der klinischen Erprobung durchläuft. „Für so ein Risiko müsste dann der Staat haften", fordert der Chef der Virologie der Berliner Charité. Das müsse sehr gut überlegt werden, aber „wir müssen den Denkprozess unter den Experten jetzt starten"[132]

---

132 19.03.2020 Virologe Drosten: „Wir müssen Regularien für Impfstoffe außer Kraft setzen" (https://www.handelsblatt.com/politik/international/sars-impfstoffe-virologe-drosten-wir-muessen-regularien-fuer-impfstoffe-ausser-kraft-setzen/25657800.html?ticket=ST-2164223-V4EofmgNDVzcW7h5fVyj-ap6)

Impfungen verlaufen üblicherweise auch nicht bei jedem Menschen ohne Komplikationen. Somit ist von Impfschäden auszugehen, die zu bleibenden Schäden oder gar zum Tod führen können. Bei jedem zugelassenen Impfstoffen ist das Risiko mehrere Größenordnungen kleiner als die Krankheit selbst.

Da sowohl das Testen Menschenleben gefährdet also auch die Impfung selbst stellt sich die Frage, ob in dem SARS-CoV-2-Fall nicht alternative Wege gegangen werden können..

Beispielsweise hat Helmut Marko geplant, den Formel 1 Fahrer Max Verstappen absichtlich mit dem Corona-Virus zu infizieren. Dies sollte in einem Camp geschehen, eine Variante einer Corona-Party. Die Sportler seien alles topfite junge Männer. Das Team hat letztlich den Plan verworfen.[133]

Stephan von Dassel (* 1967 in Münster) – Bürgermeister des Berliner Bezirks Mitte – hat sich indirekt absichtlich respektive bewusst mit dem Coronavirus infiziert. Seine Lebensgefährtin war angesteckt und er blieb in häuslicher Lebensgemeinschaft. Eine Ansteckung ist unter diesen Bedingungen fast nicht zu verhindern. Sein Ziel war die Immunisierung. Tatsächlich verlief die Krankheit anstrengender als er ursprünglich annahm.[134]

Weitergesponnen: Infizierte junge Menschen - Nichtraucher und Personen ohne Vorerkrankung – haben meistens keine oder milde Symptome. Nach etwa zwei bis drei Wochen sind sie genesen und immun. Immunität bedeutet in diesem Fall Freiheit. Daher ist davon auszugehen, dass fünf bis zehn Prozent der Menschen bereit wären, sich absichtlich anstecken zu lassen. Die Medien berichten „Auf den Intensivstationen auch in Deutschland werden immer öfter junge mit dem Coronavirus infizierte Patienten behandelt." Dazu wird das Beispiel eines 20-jährigen genannt.[135] Aussagen wie „Immer Öfter" sind blutleere Hüllen. Warum nennen die Medien hier nicht die konkrete Zahl. Es gibt X Menschen im Krankenhaus davon sind Y Menschen jünger als 35. Es gibt V Menschen auf der Intensivstation, davon sind W Menschen jünger als 35. Es sind N Menschen an COVID-19 gestorben, davon sind M Menschen unter 35. In der englischsprachigen Wikipedia gibt es im Artikel „2020 coronavirus pandemic in Spain"[136] eine der wenigen Übersichten nach Alter.

133 30.03.2020 Red Bull wollte Max Verstappen mit Coronavirus infizieren (https://www.spiegel.de/sport/formel1/coronavirus-red-bull-wollte-max-verstappen-mit-SARS-CoV-2-infizieren-a-28fcf717-e8d4-4903-b978-05867e450d8b)
134 02.04.2020 "Bewusst gemacht": Berliner Bezirksbürgermeister infizierte sich absichtlich (https://www.focus.de/politik/deutschland/stephan-von-dassel-bewusst-gemacht-berliner-bezirksbuergermeister-infizierte-sich-absichtlich-mit-coronavirus_id_11838445.html)
135 21.03.2020 Auch junge Corona-Patienten landen auf der Intensivstation (https://rp-online.de/panorama/coronavirus/coronavirus-auch-junge-corona-patienten-landen-auf-der-intensivstation_aid-49680769)
136 https://en.wikipedia.org/w/index.php?title=2020_coronavirus_pandemic_in_Spain&oldid=948259355

Alter	Fälle		Im Kran-kenhaus		In Beat-mung		Todes-fälle		Sterb-lichkeit
	n	(%)	n	(%)	n	(%)	n	(%)	(%)
0-9	396	(0.3)	154	(0.3)	20	(0.4)	1	(0.0)	(0.3)
10-19	647	(0.5)	129	(0.2)	5	(0.1)	1	(0.0)	(0.2)
20-29	6,137	(5.1)	914	(1.6)	53	(1.1)	17	(0.2)	(0.3)
30-39	11,484	(9.6)	2,409	(4.2)	170	(3.5)	35	(0.4)	(0.3)
40-49	17,962	(15.0)	5,5	(9.7)	424	(8.7)	109	(1.1)	(0.6)
50-59	22,336	(18.6)	8,933	(15.7)	938	(19.3)	281	(3.0)	(1.3)
60-69	19,747	(16.5)	11,469	(20.1)	1,563	(32.1)	873	(9.2)	(4.4)
70-79	18,716	(15.6)	13,726	(24.1)	1,519	(31.2)	2,607	(27.5)	(13.9)
80-89	16,468	(13.7)	10,762	(18.9)	160	(3.3)	3,969	(41.9)	(24.1)
90+	6,101	(5.1)	2,976	(5.2)	16	(0.3)	1,589	(16.8)	(26.0)
Summe	119,994	(100.0)	56,972	(100.0)	4,868	(100.0)	9,482	(100.0)	(7.9)

Stand vor dem 14.04.2020

Diese Tabelle zeigt dass es im Alter unter 40 54 Todesfälle gab und 248 Menschen beatmet werden mussten. Insgesamt waren damals 119.994 Menschen infiziert gewesen. Die Dunkelziffer dürfte wie üblich bei 1.000.000-2.000.000 Menschen gelegen haben. Ca. 50% der Spanier sind unter 40 Jahre alt aber nur 15% der Infizierten sind in dieser Gruppe. Gehen wir vereinfacht davon aus, dass die Dunkelziffer und bekannte Fälle zusammen bei 1.500.000 liegt und 85% dieser Menschen unter 40 sind. Somit ist das Risiko für diese Altersgruppe nach einer Infektion zu sterben 1:23.500. Für eine Beatmung liegt das Risiko bei 1:5.150.

Nehmen wir an, in Deutschland würde selbiges gelten, dann würden bei 30 Millionen infizierter Menschen unter Vierzig 5.900 beatmet werden müssen und 1.200 dieser Menschen würden sterben. Der Großteil von ihnen wäre älter als 20. Würde man nun Risikogruppen mit bekannten vorhandenen Atembeschwerden außen vor lassen, wären die Zahlen der zu beatmenden und der Toten noch mal deutlich geringer.

Stand 30. März gab es in Deutschland 645 Tote und knapp 67.000 Infizierte. Stand 14. April waren es 131.000 Infizierte und 3.300 Tote.

Wäre es moralisch vertretbar sukzessive zügig 30 Millionen Menschen unter 40 zu infizieren? Diese Menschen für 3 Wochen in Quarantäne zu bringen und sie sehr genau zu beobachten? Es würden Menschen sterben. Auf der anderen Seite: Viele dieser verstorbenen Menschen würden sich wegen der Epidemie und ohne Impfung aber ohnehin anstecken. Einige der 1200 Toten würden sich wahrscheinlich nie anstecken andere eventuell durch eine Impfung gerettet werden können. Vielleicht würden auch einige an einer Impfung sterben.

Auf der anderen Seite würde viele ältere und kranke Menschen, die ganz ohne Maßnahmen sterben, eine gewisse Zeit überleben.

Die Regierung hat grob drei Möglichkeiten: Freie Durchseuchung, Gezielte Durchseuchung bzw. freie Durchseuchung der Jüngeren und Gesunden oder Keine Durchseuchung. Da eine freie Durchseuchung, das Gesundheitssystem überlastet würde, fällt diese Möglichkeit flach. Die Herden-Immunität bietet ihre Vorzüge bietet und ohne sie wird die Krankheit voraussichtlich immer wieder ausbrechen. Der Versuch das Virus mit Apps im Griff zu halten mag funktionieren, wird aber dazu führen, dass das Virus Jahrelang eine Bedrohung der Gesellschaft bleibt und Einschränkungen des Lebens nach sich zieht. Daher erscheint es sinnvoll, dass sich eine gewisse Menge Menschen infiziert und durch Genesung Immunität erwirbt. Es bleiben die beiden Möglichkeiten übrig: Eine gezielte Durchseuchung oder eine freie zufällige Durchseuchung. Im beiden Fällen mit Schutz der Risikogruppen. Alle Entscheidungen führen dazu, dass manche Menschen letztlich am Virus und den Folgen sterben werden, nicht unbedingt aber dieselben. Doch scheint es einen Unterschied zu machen, ob eine Regierung Menschen bewusst infiziert oder bestimmte Menschen nicht hindert sich zu infizieren während sie andere zu schützen versucht. Es ist ein Unterschied ob Menschen kontrolliert infiziert werden oder ob sich Menschen schicksalhaft anstecken und so oder so Schäden davon tragen.

Eine mögliche Vorgehensweise wäre die Folgende: Die Behörden könnte nach Alter vorgehen. zunächst: die Menschen unter 10, dann die unter 20, dann die unter 30, dann die unter 35, dann die unter 40. Oder Gebietsweise. Nach Landkreisen zum Beispiel. Es gibt etwa 300 Landkreise. Jeden Monat würden 30 Landkreise bedingt durchinfiziert. Anfangs weniger, um Erfahrungen zu sammeln.

Wäre es unmoralisch Menschen absichtlich anzustecken? Wenn es unmoralisch ist – wäre es denn moralisch oder unmoralisch Freiwilligen zu verweigern, sich kontrolliert unter Beobachtung anstecken zu lassen? Menschen, die keine Lust auf Ausgangssperren haben? Menschen, die ihre betagten Großeltern ohne Angst besuchen möchten? Krankenschwestern- und -pfleger? Ärzte? Verkäufer? Kellner? Menschen zwischen 18-40 würden sich wahrscheinlich zu 10-50% freiwillig bereit erklären, sich kontrolliert anstecken zu lasen. Dies würde zu maximal 5.000 beatmeten Menschen und maximal 700 bis 1.000 Toten führen. Eventuell könnte mit virenhemmenden Mitteln und einer gesundheitlichen Vorabprüfung die Zahlen geringer gehalten werden.

Stand Mitte März, werden die Schulen und Kindergärten etwa 6-12 Wochen geschlossen sein, viele Unternehmen werden monatelang geschlossen sein. Die Alternative wäre, dass junge fitte Menschen quasi drei Wochen Corona-Urlaub machen und die Wirtschaft zunächst nur wenig heruntergefahren wird. Großveranstaltungen wären natürlich weiterhin verboten.

Der Infektiologe Bernd Salzberger, hält die Durchseuchung jüngerer Altersgruppen für einen gefährlichen Irrweg. Salzberger ist Präsident der Deutschen Gesellschaft für Infektiologie (DGI) in Heidelberg. Salzberger meint: „Es gibt überhaupt keinen Präzedenzfall für das Funktionieren einer kontrollierten Durchseuchung." Er geht davon aus, dass das Virus nicht in der jüngeren Altersgruppe bleiben könnte. Er rechnet mit über 100.000 Toten bei den über 60-Jährigen.[137]

Sechs andere Experten verschiedener Fachrichtungen haben ein "Thesenpapier zur Pandemie durch Sars-CoV-2/Covid-19" veröffentlicht. Sie gehen davon aus, dass eine zweite Welle umso stärker sein würde, je intensiver das Social Distancing sei. Sie schlagen vor Maßnahmen auf Risikogruppen zu beschränken, also hohes Alter, Vorerkrankungen, Menschen in Altenheimen oder Krankenhäusern und Menschen in lokalen Clustern, wie sie zum Beispiel Würzburg oder Wolfsburg.[138]

Siehe auch Kapitel 6.7 Gruppen-Immunität.

12.2   Lehren für die Zukunft

SARS-CoV-2 ist zwar an für sich ein relativ ungefährlicher Virus. Jedoch kann er tödlich sein. Er ist besonders gefährlich vor allem für ältere Menschen und / oder Menschen mit Vorerkrankungen. Noch gefährlicher wird er, wenn sehr viele Risikopatienten auf einmal erkranken und Intensivmedizin benötigen. Dagegen sind Kinder und Jugendliche kaum von schweren Verläufen betroffen. Sie können aber selbst infektiös sein und das Virus verbreiten. Das bekannte Problem ist, dass bei einem unbekannten Virus praktisch kaum Immunität in der Bevölkerung besteht. Wenn sich der Virus schnell verbreitet, dann wird das Gesundheitssystem gegebenenfalls überlastet.

Bei einer ähnlichen Epidemie in Zukunft können leider nur bedingt Lehren gezogen werden. Das Positive an SARS-CoV-2 ist, dass ein großer Teil der Bevölkerung eine Infektion kaum befürchten muss und dass seine Verbreitung mit einfachen Mitteln effektiv verhindert werden kann.

Es sollten Pläne für einen vergleichbaren Fall erstellt werden. Doch nicht nur: Es sollten auch Pläne erstellt werden für weitere denkbare Fälle. Beispielsweise was wenn bei der nächsten Epidemie hauptsächlich Säuglinge oder Kinder betroffen sind. Was geschieht bei Auftreten eines aggressiven Virus, der sich zudem sehr leicht verbreitet? Hier können Lehren aus der jetzigen Pandemie gezogen werden. Vermutlich ist ein zügiger Shutdown die bessere Alternative als erst mal alles weiterlaufen zu lassen. Dieser Shutdown kann zunächst auch lokal geschehen.

---

137 09.04.2020 Infektiologe warnt: Durchseuchung jüngerer Altersgruppen ist ein gefährlicher Irrweg (https://www.focus.de/gesundheit/news/lockdown-bald-lockern-infektiologe-warnt-eine-durchseuchung-der-jungen-ist-ein-gefaehrlicher-irrweg_id_11864639.html)

138 10.04.2020 Experten veröffentlichen Corona-Thesenpapier – und warnen vor einer „zweiten Welle" (https://www.focus.de/gesundheit/news/wollen-kommende-entscheidungen-unterstuetzen-experten-veroeffentlichen-corona-thesenpapier-und-warnen-vor-einer-zweiten-welle_id_11872334.html)

Es müssen geklärt werden, wie viele Intensivbetten dauerhaft vorgehalten werden sollen, wie viele kurzfristig „auf die Beine" gestellt werden sollen. Können hierfür Strukturen geschaffen werden, um auf einen plötzlichen starken Bedarf an Intensivbetten zügiger und effektiver zu reagieren.

Müssen im Epidemiefall die Hotspots viel schneller gründlich abgeriegelt werden? So wie es China in Wuhan getan hat, Italien aber nicht in Norditalien und Deutschland nicht in Heinsberg. Grenzschließungen im Großen sind nicht so leicht durchzusetzen und schaden der Wirtschaft sehr stark. Sie können aber nötig werden wie die Corona-Epidemie uns gezeigt hat.

Müssen in einem sich abzeichnenden Epidemiefall Großveranstaltungen wie Karneval, Messen, Fußballspiele und ähnliches frühzeitig eingeschränkt werden? Wie ist es mit Kirchenbesuchen an Ostern oder Weihnachten? Wie ist es mit Museen, Theatern, Kinos und Schwimmbädern?

Die Produktion von Medikamenten, medizinischen Geräte, medizinischer Schutzkleidung und Atemmasken im Ausland oder außerhalb der EU und insbesondere in einem einzigen Land wie China führen in einem Ernstfall dazu, dass es es enorme Engpässe gibt. Der Engpass geschah nicht nur weil die Produktion in China wochenlang lahmgelegt wurde, sondern auch weil die Pandemie in China ausgebrochen ist.. Folglich benötigte China selbst Medikamente, Atemmasken und Beatmungsgeräte.

Die Bevorratung dieser Ausrüstung muss auf die Agenda kommen. Werden Atemschutzmasken und Schutzkleidung schlecht, wenn sie länger gelagert werden? Müssen hier eine Nationale und Supranationale Lagerung eingerichtet werden, beispielsweise auf Ebene der BRD und der EU, die dann ähnlich wie die Ölreserve bei Bedarf an betroffene Gebiete ausgegeben werden?

29.03.2020: Keine Masken mehr aus China, keine medizinischen Geräte aus den USA: Nach den Erfahrungen im Umgang mit der Corona-Krise fordert Baden-Württembergs Gesundheitsminister Manne Lucha ein gemeinsames europäisches Management für künftige länderübergreifende Gesundheitsgefahren. „Wichtig ist zum Beispiel eine eigenständige europäische Arzneimittel- und Medizinprodukterichtlinie", sagte der Grünen-Minister der Deutschen Presse-Agentur.[139]

Krankenhäuser wurden mehr schlecht als recht mit Schutzkleidung ausgestattet. Pflegeheime und Altersheime nicht mal das. Daher war es kein Wunder, dass sich bei Ausbrüche in diesen Heimen schnell die Hälfte der Bewohner infizierten und viele verstarben.

Doch auch für andere Wirtschaftsgüter, die Just-In-Time produziert werden, führen abrupte Unterbrechungen der Produktion wie 2020 in China zu einem Zu-

---

139 Coronavirus in BW : Gesundheitsminister fordert gemeinsame europäische Medizinstrategie (https://www.heidelberg24.de/region/coronavirus-baden-wuerttemberg-news-aktuell-kontaktverbot-strafen-bussgeld-regeln-tote-zahlen-13568838.html)

sammenbruch der Folgeketten. Kommen keine Produkte (Zum Beispiel Kleinmotoren) an, können andere Produkte (Zum Beispiel Autos) nicht produziert werden.

Die Marktwirtschaft hat zu Beginn der Hamsterkäufe total versagt. Wird eine Ware knapp so sollten sich die Preise erhöhen. Es ist ein Rätsel, dass die Märkte die Preise für Toilettenpapier aber auch für Mehl, Reis und Nudeln konstant hielten. Stattdessen hätten die Märkte auf die steigende Nachfrage reagieren müssen. Statt 3 Euro für eine Packung Toilettenpapier hätte der Preis auf 7-10 Euro steigen müssen. Eventuell garniert mit einer sozialen Komponente, dass jede Person eine Packung zum halben Preis hätte erhalten dürfen. Auf der anderen Seite könnten solche Preissteigerungen die Angst der Menschen verstärken. Einen ungewöhnlichen Weg ging eine REWE-Händler im rheinland-pfälzischen Rengsdorf: Der Einzelhändler Michael Glück verlangt ab der zweiten Packung Klopapier einen Aufschlag von fünf Euro Spende, und ab der dritten Packung sogar zehn Euro, um Hamsterkäufer abzuschrecken. Die Spenden sollten über den Landkreis Neuwied an Coronavirus-Helfer geleitet werden. Siehe dazu auch Kapitel 4.3.5 Klopapier-Beispiel.

Natürlich lassen sich solche Maßnahmen leicht umgehen, indem der Kunde zwei oder drei mal in den Laden geht oder zu dritt einkaufen geht und jeder eine Packung kauft. Auf der anderen Seite ist es manchmal auch gerechtfertigt zwei oder drei Packungen zu kaufen, wenn jemand für seine gehbehinderte Nachbarn mit einkauft.

Siehe auch 2.7.2 Welche Fehler wurden begangen?.

12.3   Welche Fragen noch zu klären sind

Folgende Fragen sind aktuell noch nicht geklärt.

- Warum wurden Europa und die USA zu den am meisten betroffenen Gebieten?

- Warum überholte Bayern NRW in Zahl der Infizierten Fälle und bei den COVID-19 Verstorbenen obwohl Bayern die strengere Maßnahmen anordnete?

13 Verschwörungstheorien

Mit der Verbreitung sozialer Medien und deren immensen Reichweite erlebten Verschwörungstheorien einen ganz ungeahnten Aufschwung. Dunkle Mächte wollten Böses. Auch bei Corona kamen schnell Verschwörungstheorien auf den Tisch.

Siehe dazu auch Kapitel 11 Kritik aus der Bevölkerung

Verschwörungstheorien liefern einfache Erklärungen. Sie beruhen auf einem teilweise wahren Kern und bauen um den Kern ein Konstrukt auf.

Eine Pandemie ist ein natürliches Phänomen, welches abhängig von Zufällen ist. Dies lässt viele Menschen ihre Hilflosigkeit erkennen. Anders als wenn bestimmte Menschengruppen die Schuld am Desaster hätten. Daher erscheinen diesen Menschen Verschwörungstheorien so attraktiv.

YouTube hat beispielsweise 1000e Videos mit Corona-Mythen gelöscht.

13.1 Rezession

Eine Theorie lautet: Die Wirtschaft war ohnehin auf dem Weg in die Rezession. Die Regierung hat die Gunst der Stunde genutzt, Corona die Schuld zu geben.

Verschwörungstheoretiker behaupten, die Wirtschaft wäre im Jahr 2020 in eine Rezession geschlittert und die Börsenkurse wären abgestürzt. Dies hätte Probleme für die Regierenden nach sich gezogen. Wahlen sollen gewonnen werden und bestimmte kritische Parteien sollen klein gehalten werden. Damit die Regierungen nicht die Schuld an den Krisen haben, wurde die Gelegenheit beim Schopfe gepackt. Ein harmloses Virus wurde zu einem geeigneten Sündenbock erklärt. Regierungen profitieren von Krisen. Sie können handeln und die Krise managen. Egal ob die CDU, Angela Merkel, Markus Söder oder Jens Spahn in Deutschland oder ein Donald Trump in Amerika – alle profitieren von der Krise. Zwei Fliegen mit einer Klappe geschlagen!

13.2 Persönliche Bereicherung

Derjenige, der einen Corona-Test entwickelt, hat ein Interesse, dass dieser viel und oft genutzt wird. Wenn solch ein Test 300 Euro kostet dann umso mehr, weil der Verdienst höher ist. Wenn so jemand auch noch ein Berater der Regierung ist, dann muss die Wirtschaft zwingend gegen die Wand gefahren werden und Millionen in die Arbeitslosigkeit gestürzt, damit dieser Test-Erfinder oder ein Unternehmen die eine oder andere Milliarde Euro scheffelt. Ähnlich wie damals Impfungen für die Schweinegrippe vom Staat erworben und vernichtet werden mussten.

13.3 Sozialismus

Die Regierung hat den Shutdown angeordnet, damit Unternehmen in wirtschaftliche Schieflage geraten. In Folge würde der Staat großzügig die Unternehmen „retten". Dies würde letztlich in Beteiligungen enden, bzw. diese einst florierenden Unternehmen letztlich verstaatlicht werden.

Gegenargument: Telekom, Post und Lufthansa waren ja mal staatliche Unternehmen. Und der Staat hat sie privatisiert.

13.4 5G Netz

5G und Corona kamen merkwürdigerweise zur gleichen Zeit. Jeder der sich fragte, warum wir überhaupt 5G brauchen, dem wurden die Augen durch Corona geöffnet. Im Zuge der Wirtschaftskrise wird 5G eingeführt, damit alle Menschen einen Chip bekommen der so die Überwachung der Menschen ermöglicht.

13.5 Corona-App

Die Regierung will Zugriff auf unsere Mobilfunk-Telefone erhalten. Mit der Corona-App soll diesen Trojaner-ähnlichen Apps scheinbar freiwillig Zugang verschafft werden. Es wird aber der Tag kommen, an dem man in einen Supermarkt nicht mehr reinkommt, ohne dass die Corona-App auf dem Handy installiert ist.

Gegenargument: Wer hindert uns ein Smartphone für 50 Euro zu kaufen, auf der nur die App läuft? Gleichzeitig bietet die Regierung an, Schlüsselanhänger auszugeben, die die App enthalten aber keinen Zugriff auf die gespeicherten Telefondaten haben.

Ferner ist die App nur verteilt worden, damit die Regierungen „legal" an die Bewegungsprofile der Bürger gelangt.

13.6 Gesunde bleiben in den Statistiken

Richtig ist, dass wieder gesunde Menschen raus gerechnet werden müssten. Aber die Zahl der Neu-Infizierten steigt bei exponentiellem Wachstum sehr stark an, wie dieses Beispiel hier zeigt:

Tag	Neue Infizierte	Summe Infizierten Basis 2
0	10.000	
6	20.000	30.000
12	40.000	60.000
18	80.000	120.000
24	160.000	240.000
30	320.000	480.000
36	640.000	960.000
42	1.280.000	1.920.000
48	2.560.000	3.840.000
54	5.120.000	7.680.000

Die Zahl der notwendigen Betten richtet sich nach der Zahl der Neu-Infizierten. Ein zweiter Grund: Wenn von der Zahl 7,68 Millionen (Gesamtzahl Tag 54) 960.000 (Gesamtzahl Tag 36) abgezogen werden bleiben noch immer 6,5 Million aktuell infizierter. Die Zahl der gleichzeitig Infizierten und derer die gleichzeitig medizinische Betreuung benötigen ist die relevante Zahlt. Dies gilt auch für die Verdopplungszeit.

13.7 Geschlossene Grenzen

Die Europäischen Regierungen müssen ob sie wollen oder nicht offene Grenzen propagieren. Dank Corona haben sie nun endlich einen Grund, die Grenzen zu schließen, ohne dass ihnen jemand einen Vorwurf machen könnte. Dies schwächt Parteien, die sich für kontrollierte Grenzen einsetzen.

13.8 In Italien war das Virus schon im November da

Bereits 2019 wurden in Norditalien Medizinern angeblich "seltsame Lungenentzündungen" festgestellt. Trat der erste Fall von Corona also in Italien auf?

Giuseppe Remuzzi, Direktor des Mario-Negri-Instituts für Pharmakologische Forschung in Mailand, stellte eine neue Theorie auf. Mithin sei das Virus in Teilen der Lombardei womöglich schon grassiert, bevor die ersten Fälle in Wuhan offiziell gemeldet wurden. Im November und Dezember 2019 gab es es dort ungewöhnliche und sehr ernste Fälle von Lungenentzündungen bei älteren Menschen, mit ähnlichem Verlauf wie das Coronavirus. Tanja Stadler, Professorin an der ETH Zürich in Basel, widerspricht ihm. Mit statistischen Methoden kann für jeden Zeitpunkt in der Vergangenheit berechnet werden, wie viele Personen damals angesteckt waren. Sie nimmt an, dass die Ausbreitung des Virus in der ersten Novemberhälfte 2019 begann. Die verbreitete Hypothese, wonach sich der erste Mensch im November auf einem Tiermarkt angesteckt habe, sei immer noch plausibel. Die Daten schließen mit sehr großer Wahrscheinlichkeit aus, dass das Virus bereits vor diesem Zeitpunkt über langer Zeit in Menschen zirkulierte.[140] Auch Genuntersuchungen an den Viren deuten darauf hin.

13.9 Weitere Verschwörungstheorien

- Die Regierung will eine Diktatur etablieren.
- Die Regierung will uns alle einsperren.
- Die Regierung will uns alle arm machen.

---

140 03.04.2020 Dem Virus auf der SpurGen-Spur der Seuche: Stammbaum verrät, woher Corona kommt und wie es sich ausbreitet
(https://www.focus.de/gesundheit/news/entwicklung-der-pandemie-der-stammbaum-des-virus-verraet-woher-es-kommt-und-wie-es-sich-entwickelt_id_11843742.html)

- Bill Gates hat ein Heilmittel vor dem Ausbruch gehabt, und dazu hat er die Pandemie vorhergesagt. Damit er schnell reich werden würde? Oder warum?

- Die Amerikaner haben das Virus künstlich hergestellt, um den Chinesen zu schaden.

- Die Chinesen haben das Virus künstlich hergestellt, um Amerika zu schaden.[141] Das nationale Labor für Biosicherheit Chinas befindet sich rein zufällig in Wuhan.

- Mobilfunkmasten würden mit der Strahlung die Verbreitung von Corona-Viren begünstigen.

- Corona bekommen nur Asiaten

- Corona bekommen nur Weiße

- Der „große und der kleine Satan" haben den Virus entwickelt um den Islam und den Iran zu vernichten.

13.10 Wer will uns eigentlich was Böses?

Im Falle von Verschwörungstheorien sollte man sich immer zwei Fragen stellen.

Frage Nummer 1: Wem nützt ein Pseudo-Virus? Wer soll das wollen? Und zwar wirkliche Menschen und Gruppen – aber nicht vage „die bösen Mächte".

Frage Nummer 2: Es gibt ja auch Länder, die diplomatisch ausgedrückt nicht die dicksten Freunde sind. Beispiel die USA und der Iran oder Russland und die USA oder Pakistan und Indien. In allen diesen Ländern steigen die Zahlen der Erkrankten und Toten. Alle Regierungen führen Maßnahmen ein, um die Verbreitung des Virus einzudämmen. Wenn also der Iran Maßnahmen einführt, wäre das nicht ein großer Propagandacoup der USA, wenn das ganze ein Fake wäre? Warum führt Russland genauso wie Deutschland oder Österreich Ausgangssperren ein? Es ist wie die Landung der USA auf dem Mond. Wären die USA nicht auf dem Mond gelandet, warum hat die Sowjetunion nicht die USA auffliegen lassen. Es herrschte der Kalter Krieg und ein Wettrennen zwischen USA und Sowjetunion. Warum? Steckten die beiden Weltmächte am Ende unter einer gemeinsamen Decke? War der Kalte Krieg nur ein Experiment?

Anmerkung: Es gibt wenige Länder, die Corona „verbieten" respektive verschweigen, unter anderem Nordkorea oder Turkmenistan. Wenige Regierungen wollen sich vom Virus nicht das Leben einschränken lassen, wie Weißrussland.

---

141 03.04.2020 Dem Virus auf der SpurGen-Spur der Seuche: Stammbaum verrät, woher Corona kommt und wie es sich ausbreitet
(https://www.focus.de/gesundheit/news/entwicklung-der-pandemie-der-stammbaum-des-virus-verraet-woher-es-kommt-und-wie-es-sich-entwickelt_id_11843742.html)

14 Exkurs: Biologie

Dieses Kapitel erklärt rudimentär einige biologische Themen rund um Viren.

14.1 Was ist ein Virus?

Das Leben eines Virus besteht nur aus Vervielfältigung.

Viren werden im Allgemeinen nicht den Lebenswesen zugeordnet. Tatsächlich spreche viele Wissenschaftler aber dennoch davon, Viren zu töten. Ein Virus kann aktiv sein, dass heißt es ist in der Lage in eine Zelle einzudringen und die Zelle so umzuprogrammieren, dass die Zellen Kopien erstellt. Diese sind im Allgemeinen immer hier und da fehlerhaft. Eine Zelle geht an dieser Produktion zugrunde und die Viren verlasen die Zelle, um dann entweder andere Zellen zu befallen oder das Lebewesen zu verlassen und ein neues Lebewesen zu befallen.

Viren sind sehr artspezifisch. Jedoch gibt es auch Fälle, bei denen Viren von Vögeln auf Menschen überspringen können. Aus diesem Grund wäre die Ausrottung von Schnupfenviren und Grippeviren kaum möglich, weil diese Viren von Wildtieren immer wieder auf den Menschen übertragen werden. Der Übergang von Mensch zu Tier und umgekehrt wird als Zoonose bezeichnet.

Vom Virus sprechen Biologen, wenn sich das Viruspartikel innerhalb einer Zelle befindet und sich dort vermehrt. Ein Viruspartikel außerhalb von Zellen bezeichnet man als Virion (Plural Viria, Virionen) Virionen sind Partikel, die aus Nukleinsäuren (RNA oder DNA) bestehen. Die meisten Virionen besitzen eine Protein-Hülle. Einige Virionen sind zusätzlich von einer mit viralen Membranproteinen durchsetzten Lipiddoppelschicht umgeben, die als Virushülle bezeichnet wird.

Sowohl SARS-CoV-1 als auch SARS-CoV-2 binden sich an den ACE-II-Rezeptor.

14.2 RNA / DNA?

Erbinformationen werden entweder in RNA und DNA gespeichert.

RNA/RNS steht für Ribonukleinsäure. Dabei handelt es sich um eine Nukleinsäure, die sich als Polynukleotid aus einer Kette von vielen Nukleotiden zusammengesetzt ist. Das Biomolekül ist bei bestimmten Virentypen (RNA-Viren, Retroviren) die materielle Basis der Gene. RNA-Moleküle sind typischerweise einzelsträngig.

DNA/DNS steht für Desoxyribonukleinsäure. Dabei handelt es sich um eine Nukleinsäure, die sich als Polynukleotid aus einer Kette von vielen Nukleotiden zusammensetzt. Das in den Chromosomen befindliche Biomolekül ist bei allen Lebewesen und bei vielen Viren (DNA-Viren, Pararetroviren) die materielle Basis der Gene. Im Normalzustand ist DNA in Form einer Doppelhelix aufgebaut.

DNA ist gegen Mutationen besser geschützt als RNA. Sowohl SARS-CoV-1 als auch SARS-CoV-2 enthalten RNA. Sie haben dennoch einen relativ guten Reparaturmechanismus, auch wenn viele Tochtervirionen fehlerhaft sind und nicht mehr infektiös.

14.3   Hülle / Keine Hülle?

Es gibt behüllte Viren und unbehüllte Viren.

Die Virushülle besteht aus Lipiden einer Lipid-Doppelmembran der ursprünglichen Wirtszelle und darin eingelagerten viralen Proteinen besteht. Die Virushülle umschließt meistens ein Kapsid. In dem Kapsid ist die virale Nukleinsäure verpackt. Der Verlust der Virushülle oder die Entfernung der Lipidkomponenten aus der Hülle verhindern, dass das behüllte Virus die Wirtszelle infizieren kann. Diese Hülle kann durch fettlösende Alkohole oder bei hohem Lipidanteil sogar durch einfache Seite zerstört werden. SARS-CoV-2 ist ein behülltes Virus. Daher ist Händewaschen mit Seife auch so effizient gegen das Virus.

14.4   Mutationen?

Viren verändern sich Eine Million mal schneller als die DNA von Menschen. Die meisten Mutationen sind eher von Nachteil für das Virus. Mutationen führen somit auf der einen Seite auch dazu, dass viele neue Viren nicht mehr infektiös sind.

Viren können sich aber durch Mutationen auch Vorteile verschaffen. Sie können replikationsfitter werden, das bedeutet, dass mehr Viren von der befallen Zelle produziert werden. Ein Virus kann sich dann effizienter an einen Rezeptor binden. Es kann noch leichter in die Zelle eindringen. Dadurch wird auch eine Mensch-zu-Mensch-Übetragung möglich oder vereinfacht. Durch eine erfolgreiche Mutation kann sich ein Virus besser vor den Immunsystem verstecken. Auch kann sich durch eine Mutation, die Resistenz gegenüber Medikamenten entwickeln oder verbessern.

Das SARS-CoV-2 hat einen effektiveren Reparaturmechanismus im Vergleich zu den Influenza-Viren.

14.5   Entstehen des SARS-CoV-1-Virus und des SARS-CoV-2-Virus

Das ursprüngliche SARS-Virus (SARS-CoV-1) befand sich in Fledermäusen, Diese erkranken nicht an dem Virus. Über eine Schleichkatze, die als Zwischenwirt diente, gelang es dem Virus die Artgrenze zu überspringen und Menschen zu infizieren.

Auch SARS-VoV-2 befand sich vermutlich zunächst in Fledermäusen. Über einen Zwischenwirt (vermutlich ein Schuppentier) übersprang es die Artgrenze zum Menschen.

Richtig gefährlich werden Viren, wenn sie es schaffen, sich von Mensch zu Mensch zu übertragen.

Das Erbgut wurde von mehreren infizierten Personen wurde sequenziert und verglichen. Diese Sequenzen ähneln sich sehr stark. Das Virus ist also noch recht neu und hat sich in den ersten wenigen Monaten nicht sehr stark verändert. Es ist wohl im November / Dezember 2019 erstmalig und wohl nur einmal vom Tier auf den Menschen übersprungen – in China.

14.6 Unterschiede zwischen SARS-CoV-1 und SARS-CoV-2

SARS-CoV-1 replizierte in der Lunge des Menschen, während das SARS-CoV-2 schon im Hals-Nasen-Raum replizieren kann. Durch den kürzeren Weg ist SARS-CoV-2 entsprechend ansteckender. SARS-CoV-2 hat einen viel milderen Verlauf zu Beginn der Krankheit. Auch Symptomlose Krankheitsverläufe sind denkbar. Während der Epidemie von November 2002 bis Juli 2003 erkrankten mehr als 8.000 Personen in rund 30 Ländern auf 6 Kontinenten an SARS. 744 der Erkrankten starben. An COVID-19 sind innerhalb von kurzer Zeit viel mehr Menschen verstorben als an SARS.

14.7 Burst-Size - Menge der Vironen

Die Burst-Size (engl. für ‚Berstgröße') bezeichnet die Anzahl an neugebildeten Virionen einer infizierten Wirtszelle. Das Influenza-Virus erzeugt 1.000 bis 19.000 Tochtervirionen pro infizierter Zelle.

In den ersten Tagen einer Infektion können sich 100 Billionen Vironen im Menschen Bilden (10 hoch 14). Wie bereits erwähnt, arbeiten Viren recht nachlässig. Die Zahl der nicht infektiösen Viren ist sehr hoch. Das ist auch der Grund, warum für eine Infektion viele Viren nötig sind. Ohnehin kann eine gesunde Schleimhaut und die unspezifische Immunabwehr einiges an Viren rechtzeitig abfangen, so dass es bei Kontakt mit Viren nicht zwingend zu einer Infektion kommt.

15   Glossar

Begriff	Bedeutung
ACE-II	ACE-II steht für Angiotensin-konvertierendes Enzym. 2. ACE2 ein Rezeptor für verschiedene Corona-Viren, einschließlich SARS-CoV-1 und SARS-CoV-2, um in Zellen zu gelangen.
Antikörpertest	Dieser Test prüft, ob der Körper Antikörper gegen bestimmte Krankheitserreger gebildet hat. Tests auf Antikörper gegen SARS-CoV-2 können Falsch-Positive Ergebnisse liefern.
Ausgangsbeschränkung	Das öffentliche Leben wird nahezu vollständig heruntergefahren. Die eigene Wohnung darf nur im Notfall verlassen werden. Beispielsweise für notwendige Einkäufe, Arbeiten, Sport oder Spaziergänge.
Corona	Synonym für das SARS-CoV-2. Wird in verschiedenen Kontexten verwendet, wie Corona-Krise, Corona-Ferien, Corona-Party.
Corona-Krise	Synonym für die COVID-19-Pandemie und die damit verbundenen wirtschaftlichen und gesundheitlichen Folgen.
Corona-Party	Entweder: Eine Party trotz Corona – oder eine Party bei der sich die Besucher mit Corona infizieren möchte oder das Risiko in Kauf nehmen, sich zu infizieren.
COVID-19	Die durch das Coronavirus SARS-CoV-2 verursachte Viruserkrankung.
Enzym	Enzyme sind biologischen Riesenmoleküle,die als Katalysatoren eine chemische Reaktion beschleunigen
Epidemie	Wird auch Seuche genannt. Zeitlich und Örtlich begrenztes Auftreten einer Krankheit, die auf dieselbe Ursache zurückzuführen ist.
Falsch-Negative Tests	Bei einer infizierten Person schlägt der Test nicht an.
Falsch-Positive Tests	Bei einer nicht infizierten Person schlägt der Test an.
fehlende Grundimmunität	Ein unbekannter (neuen) Krankheitserreger kann theoretisch fast jeden Menschen in einer Bevölkerung befallen. Gilt auch wenn nur ein geringer Teil der Bevölkerung Immunität besitzt. Eine Infizierte Person kann schnell viele weitere Personen anstecken.
Flatten the Curve	Schlagwort aus 2020. Ziel der Politik war es, dass eine Person höchstens eine weitere Person ansteckt, statt zwei bis drei, wie zu Beginn der Epidemie.
Infektionssterblichkeit	Welcher Anteil der Infizierten (inklusive der Dunkelziffer) stirbt tatsächlich an einer Krankheit. Die Fallsterblichkeit berücksichtigt dabei nur die bekannten Infizierten. Synonym: Letalität

Begriff	Bedeutung
Just-In-Time	Benötigte Materialien für eine Produktion werden kurz vor dem Bedarf geliefert und gleich verwendet. Die Lagerhaltung wird reduziert und auf die Straße bzw. auf die Lieferanten abgewälzt.
Komplexes System	Objekte in einem komplexen System befinden sich in einem ganzheitlichen Zusammenhang und unterliegen Wechselbeziehungen. Das ändern eines Parameters beeinflusst andere Parameter.
Kontaktverbot	Schlagwort 2020: Beschränkung sozialer Kontakte. Es gilt für Menschen, die nicht zum selben Hausstand gehören. Die Kontakte sollten auf das absolut nötige Minimum zu reduzieren werden. Es sollte ein Mindestabstand von 1,50 Meter eingehalten werden. In der Öffentlichkeit durften sich nur zwei Personen gruppieren. Feiern wurden Verboten. Aufenthaltsmöglichkeiten in Gastronomiebetriebe wurden untersagt.
Letalität	Wahrscheinlichkeit an einer Krankheit zu sterben. Synonym zu Infektionssterblichkeit.
Lockdown	Wörtlich: Abriegelung; Ein Lockdown bezeichnet eine Schließung von öffentlichen Einrichtungen beziehungsweise den Großteil des öffentlichen Lebens im Katastrophenfall.
Mortalität	Die Zahl der Todesfälle bezogen auf die Gesamtzahl der Individuen.
neuartiges Corona-Virus	Synonym für SARS-CoV-2
Pandemie	Eine nicht örtlich begrenzte Epidemie. Also über mehr als einen Kontinent verlaufende Epidemie.
Patient 0	Indexpatient – Die Person, von der die Ausbreitung einer Krankheit ihren gesicherten oder mutmaßlichen Ausgang genommen hat.
Patient 1	Der erste bekannte Patient einer Epidemie oder Pandemie. Dieser kann identisch mit Patient 0 sein, muss es aber nicht.
R0 – Reproduktionszahl	Die Basisreproduktionszahl sagt aus, wie viele Menschen eine infizierte Person ansteckt. Ohne Maßnahmen. Bei SARS-CoV-2 wird diese Zahl auf 2-3 geschätzt. R steht für die die Nettoreproduktionszahl, also die Zahl der Menschen, die eine Person im Durchschnitt ansteckt (Beispielsweise nach Maßnahmen.)
Rezeptor	Rezeptoren sind Proteine an Zellen, an die sich Moleküle binden können und in deren Folge Signalprozesse im Inneren der Zelle auslöst werden. Sie dienen als Schloss für Viren, die mit passendem Schlüssel in die Zelle eindringen können.

Begriff	Bedeutung
RKI - Robert-Koch-Institut	Das Robert Koch-Institut (RKI) ist eine selbstständige deutsche Bundesoberbehörde für Infektionskrankheiten und nicht übertragbare Krankheiten.
SARS	Schweres akutes Atemwegssyndrom – eine Lungenkrankheit, die von SARS-CoV-1 im Jahre 2002/2003 ausgelöst wurde.
SARS-CoV-2	Ein im Januar 2020 neu identifiziertes Corona-Virus. Eine molekulare Datierungsschätzung mittels Genom-Vergleich der verschiedenen SARS-CoV-2-Isolate legt einen Ursprung der Virusvariante im November 2019 nahe.
Schnelltest	Ist ein Test, der nicht in einem Zentrallabor, sondern im Krankenhaus oder zu Hause durchgeführt werden kann.
Shutdown	wörtlich: Stilllegung, Arbeitseinstellung, Stillstand, Abschaltung. Wird synonym zu Lockdown verwendet.
Soziale Distanz	Damit ist gemeint, physischen Kontakt zu Menschen zu vermeiden. Ein humanerer Begriff ist Räumlicher Abstand. Variante von Kontaktverboten.
Superspreader	Menschen, die eine ungewöhnlich hohe Anzahl anderer Menschen mit einer Krankheit anstecken. Also mehr als R0
Triage	Mit Triage ist die Priorisierung medizinischer Hilfeleistung, insbesondere bei unerwartet hohem Aufkommen an Patienten und objektiv unzureichenden Ressourcen gemeint.
Zoonose	Übertragung von Infektionskrankheiten von Tier auf Mensch oder umgekehrt.

16 Verzeichnisse

Stichwortverzeichnis

Personen

Siehe auch Kapitel 3 Personen rund um das Virus

Weblinks

- https://www.arcgis.com/apps/opsdashboard/index.html
- https://www.nta-isny.de/fileadmin/user_upload/Vortrag_Z%C3%BCndorf.pdf
- https://www.deutschlandfunk.de/coronavirus-aktuelle-zahlen-und-entwicklungen.2897.de.html?dram:article_id=472799
- https://www.rubikon.news/artikel/falsche-statistik

Epilog

Dieses Buch verlangt eine zweite Ausgabe!

Wir sehen uns hoffentlich alle gesund wieder!